望而知之系列丛书

U0867575

望而知之

——妇科疾病体表映象

邢玉田　窦　嵘　周　鑫　著

中医古籍出版社

图书在版编目(CIP)数据

望而知之：疾病体表映象/邢玉田，周鑫著.—北京：中医古籍出版社，2006.10
ISBN 7-80174-461-6

Ⅰ.望…　Ⅱ.①邢…　②周…　Ⅲ.疾病—中医诊断学　Ⅳ.R241

中国版本图书馆CIP数据核字（2006）第112531号

望而知之

——妇科疾病体表映象

作　　者：邢玉田　窦　嵘　周　鑫

策　　划：刘从明
责任编辑：孙志波
装帧设计：陈　娟　唐杨喜
出版发行：中医古籍出版社
社　　址：北京市东直门内南小街16号（100700）
印　　刷：北京威远印刷厂
开　　本：889mm×1194mm　1/32
印　　张：10.875
字　　数：170千字　彩图241幅
版　　次：2006年10月第1版　2006年10月第1次印刷
印　　数：0001～5000册
ISBN 7-80174-461-6/R · 457
定　　价：386.00元(全10册)

研岐黄之術
行濟世之功

吕炳奎

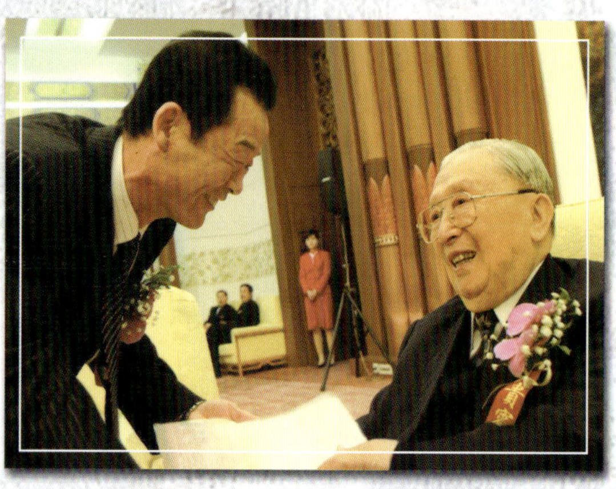

医学泰斗吴阶平
会见作者周鑫

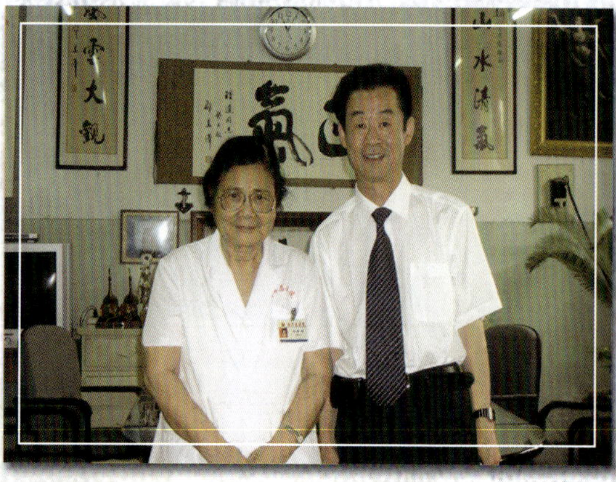

全国政协委员冯理达教授
与周鑫合影

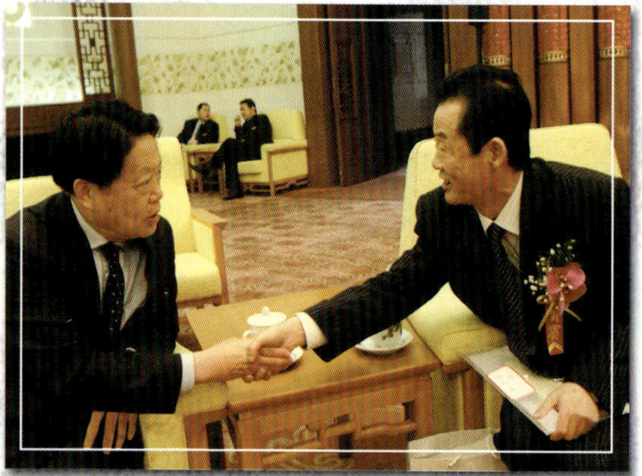

卫生部原副部长殷大奎
接见作者周鑫

特约编委（以邀请日期为序）

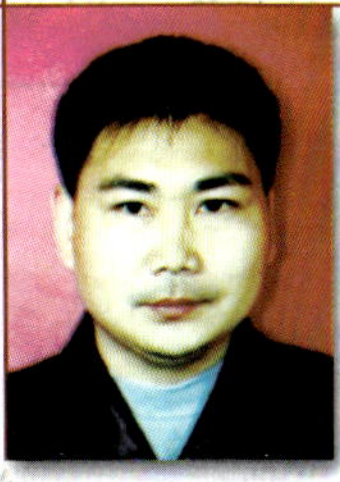

焦坛瑛
副主任医师
昆明三医医学研究所所长

马慰国
副研究员
现任预测医学研究会会长

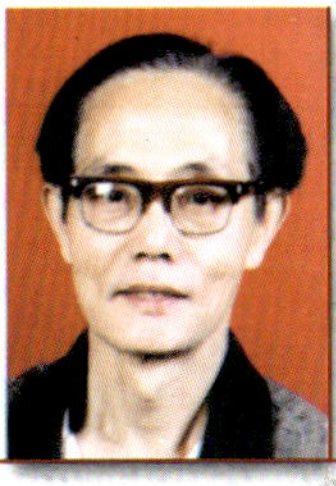

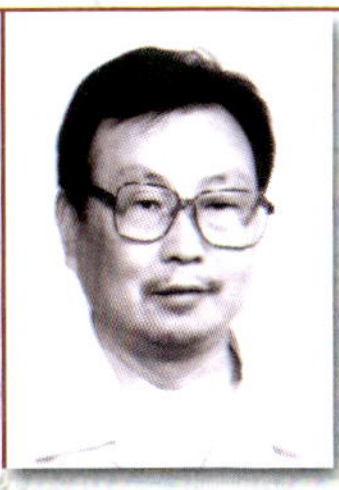

祝恒琛
主任医师

宋尚怀
云南晨霞掌纹医学研究所
副所长

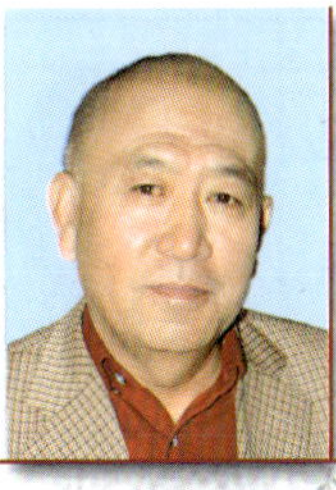

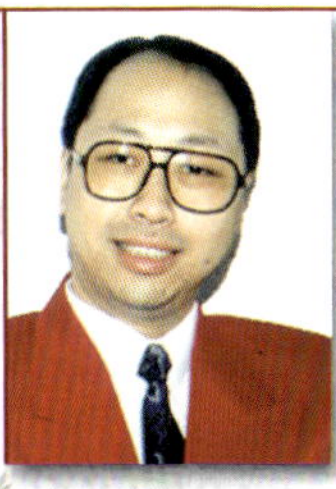

潭敬沛（伟森）
世界掌纹医学应用学会
总干事

熊世杰
云南省健康教育所所长

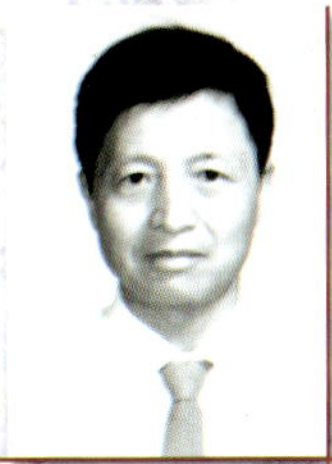

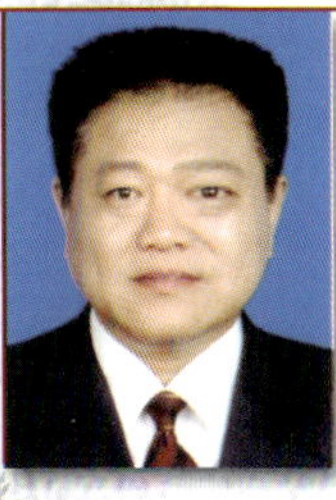

张峰豪
中国国际循经火燎研究院
院长

陆柏久
副主任医师
北京同林堂生物技术开发中心
——自然医疗骨科主任

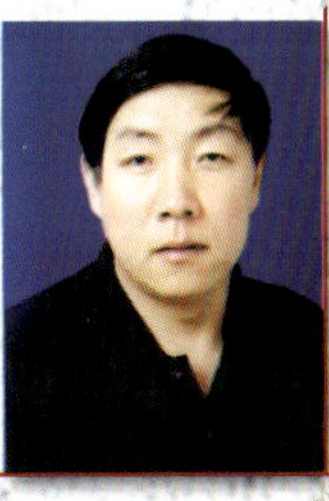

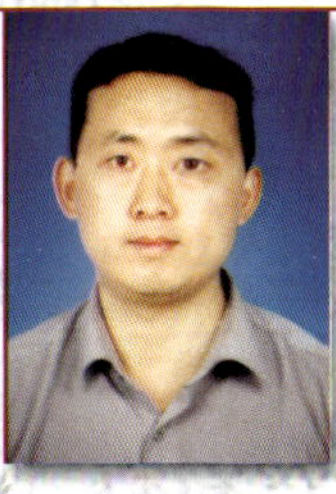

宋　波
云南省中医学院讲师

王惠敏
中国民族医学科学院
院长

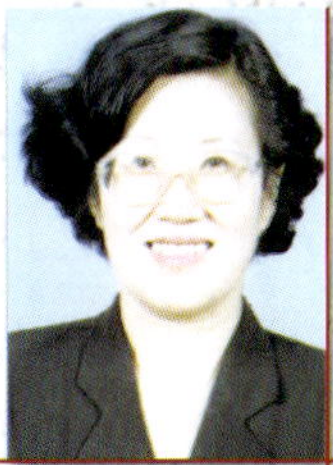

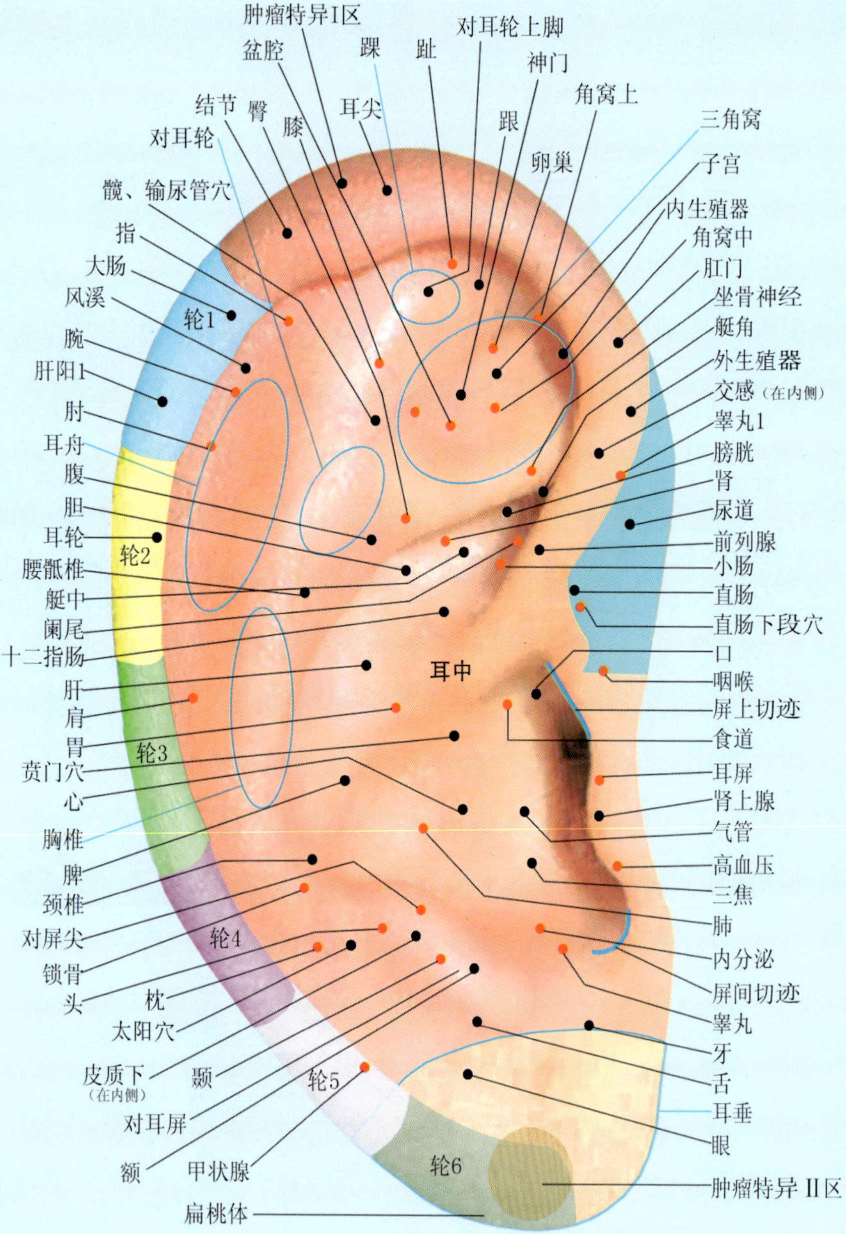
肿瘤特异I区
对耳轮上脚
盆腔
踝
趾
神门
角窝上
结节
臀
膝
耳尖
跟
三角窝
对耳轮
卵巢
子宫
髋、输尿管穴
内生殖器
角窝中
指
肛门
大肠
轮1
坐骨神经
风溪
艇角
腕
外生殖器
肝阳1
交感（在内侧）
睾丸1
肘
膀胱
耳舟
肾
腹
尿道
胆
耳轮
轮2
前列腺
腰骶椎
小肠
艇中
直肠
阑尾
直肠下段穴
十二指肠
口
耳中
咽喉
肝
屏上切迹
肩
食道
胃
轮3
耳屏
贲门穴
肾上腺
心
气管
胸椎
高血压
脾
三焦
颈椎
肺
对屏尖
轮4
内分泌
锁骨
屏间切迹
头
枕
睾丸
太阳穴
牙
皮质下
（在内侧）
颞
舌
轮5
耳垂
对耳屏
眼
轮6
额
甲状腺
肿瘤特异 II 区
扁桃体

耳穴示意图

耳穴定位病症参考(3)

解剖名称　耳穴名称	曾用名称　合并穴名	定　　位	主治病症参考
内生殖器	子宫，精宫，天癸	三角窝前1/3的下部	痛经，月经不调，白带过多，功能性子宫出血，遗精早泄
角窝上	降压点	三角窝前上方	高血压
耳屏(6穴)			
外耳	耳	屏上切迹前方近耳轮部	外耳道炎，中耳炎，耳鸣
外鼻	鼻眼净，饥点	耳屏外侧面正中稍前	鼻前庭炎，鼻炎
屏尖	珠顶，渴点	耳屏上部隆起的尖端	发热，牙痛
肾上腺		耳屏下部隆起的尖端	低血压，风湿性关节炎，腮腺炎，间日疟，链霉素中毒性眩晕
咽喉		耳屏内侧面上1/2处	声音嘶哑，咽喉炎，扁桃体炎
内鼻		耳内侧面下1/2处	鼻炎，副鼻窦炎，鼻衄
对耳屏(6穴)			
对屏尖	平喘，腮腺	对耳屏的尖端	哮喘，腮腺炎，皮肤瘙痒症，睾丸炎，副睾炎
缘中	脑点，脑干，遗尿点	对屏尖与轮屏切迹之间	遗尿，内耳眩晕症
枕	晕点	对耳屏外侧面的后上方	头晕，头痛，哮喘，癫痫，神经衰弱
颞	太阳	对耳屏外侧面的中部	偏头痛
额		对耳屏外侧面的前下方	头晕，头痛，失眠，多梦
皮质下	卵巢，睾丸，兴奋点	对耳屏内侧面	痛症，间日疟，神经衰弱，假性近视
耳甲腔(9穴)			
心		耳腔中央	心动过速，心律不齐，心绞痛，无脉症，神经衰弱，癔病，口舌生疮

耳穴定位病症参考(4)

解剖名称 耳穴名称	曾用名称 合并穴名	定位	主治病症参考
肺	肺点，结核点，肺气肿点	耳甲腔中央周围	咳喘，胸闷，声音嘶哑，痤疮，皮肤瘙痒症，荨麻疹，扁平疣，便秘，戒断综合征
气管		在耳甲腔内，外耳道口与心穴之间	咳喘
脾	耳甲腔的后上方		腹胀，腹泻，便秘，食欲不振，功能性子宫出血，白带过多，内耳眩晕症
内分泌		耳甲腔底部屏间切迹内	痛经，月经不调，更年期综合征，痤疮，间日疟
三焦		耳甲腔底部内分泌穴上方	便秘，腹胀，上肢外侧疼痛
口		耳轮脚下方前1/3处	面瘫，口腔炎，胆囊炎，胆石症，戒断综合征
食道		耳轮脚下方中1/3处	食道炎，食道痉挛，癔球
贲门		耳轮脚下方后1/3处	贲门痉挛，神经性呕吐
胃（1穴）	幽门，下垂点	耳轮脚消失处	胃痉挛，胃炎，胃溃疡，失眠，牙痛，消化不良
耳甲艇（11穴）			
十二指肠		耳轮脚上方后部	十二指肠溃疡，胆囊炎胆石症，幽门痉挛
小肠		耳轮脚上方中部	消化不良，腹痛，心动过速，心律不齐
大肠		耳轮脚上方前部	腹泻，便秘，咳嗽，痤疮
阑尾		大、小肠两穴之间	单纯性阑尾炎，腹泻
肝		在耳甲艇的后下部	胁痛，眩晕，经前期紧张症，月经不调，更年期综合征，高血压，假性近视，单纯性青光眼
胰胆		肝肾两穴之间	胆囊炎胆石症，胆道蛔虫病，偏头痛，带状疱疹，中耳炎，耳鸣，听力减退，急性胰腺炎
肾		对耳轮上、下脚分叉处下方	腰痛，耳鸣，神经衰弱，肾盂肾炎，哮喘，遗尿症，月经不调，遗精早泄

耳穴定位病症参考(5)

解剖名称 耳穴名称	曾用名称 合并穴名	定　　位	主治病症参考
输尿管		肾与膀胱两穴之间	输尿管结石绞痛
膀胱		肾与艇角穴之间	膀胱炎，遗尿症，尿潴留，腰痛，坐骨神经痛，后头痛
艇角	前列腺	耳甲艇前上角	前列腺炎，尿道炎
艇中	脐中，腹水，醉点，前腹膜，后腹膜	耳甲艇中央	腹痛，腹胀，胆道蛔虫症，腮腺炎
耳垂(10)穴			
目1	青光	耳垂正面，屏间切迹前下方	假性近视
目2	散光	耳垂正面，屏间切迹后下方	假性近视
牙 舌 颌 垂	拔牙麻醉点，牙痛点，升牙点	耳垂正面，从屏间切迹软骨下缘至耳垂下缘划三条等距水平线，再在第二水平线上引两条垂直等分线，由前向后，由上向下地把耳垂分为九个区：一区为牙，二区为舌，三区为颌，四区为垂前，五区为眼，六区为内耳，五、六区交界线周围为面颊，八区为扁桃体，七、九区为空白区	牙痛，牙周炎，低血压 舌炎，口腔炎 牙痛，颞颌关节功能紊乱 神经衰弱，牙痛
眼			急性结膜炎，电光性眼炎，麦粒肿，假性近视，内耳眩晕症，耳鸣，听力减退
面颊			周围性面瘫，三叉神经痛，痤疮，扁平疣，扁桃体炎，咽炎
扁桃体	扁桃体4		
耳背(9穴)			

耳穴定位病症参考(6)

解剖名称 耳穴名称	曾用名称 合并穴名	定　　位	主治病症参考
上耳根	郁中，脊髓1	耳根最上缘	鼻衄
耳迷根		耳背与乳突交界的根部，耳轮脚对应处	胆囊炎胆石症，胆道蛔虫症，鼻塞，心动过速，腹痛，腹泻
下耳根		耳根最下缘	低血压
耳背交通	降压沟	对耳轮上、下脚及对耳轮主干在耳背面呈Y字形凹沟	高血压，皮肤瘙痒症
耳背心		耳背上部	心悸，失眠，多梦
耳背脾		耳轮脚消失处的耳背部	胃痛，消化不良，食欲不振
耳背肝		在耳背脾的耳轮侧	胆囊炎胆石症，胁痛
耳背肺		在耳背脾的耳根侧	咳喘，皮肤瘙痒症
耳背肾		在耳背下部	头晕，头痛，神经衰弱

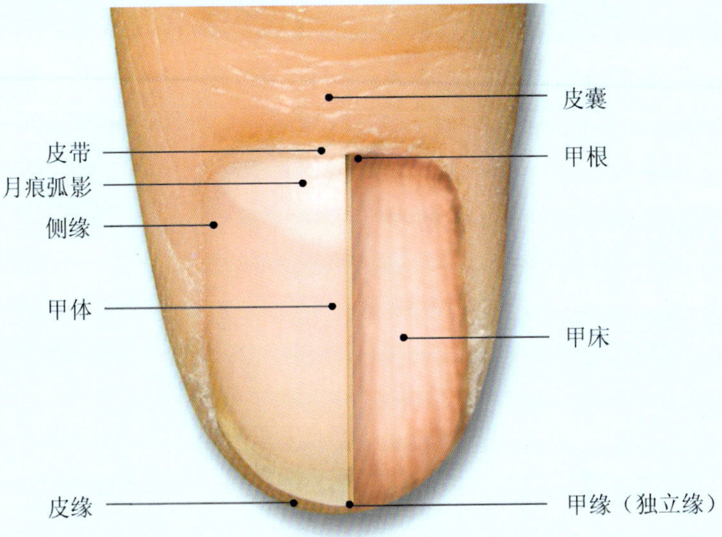

手指定位图

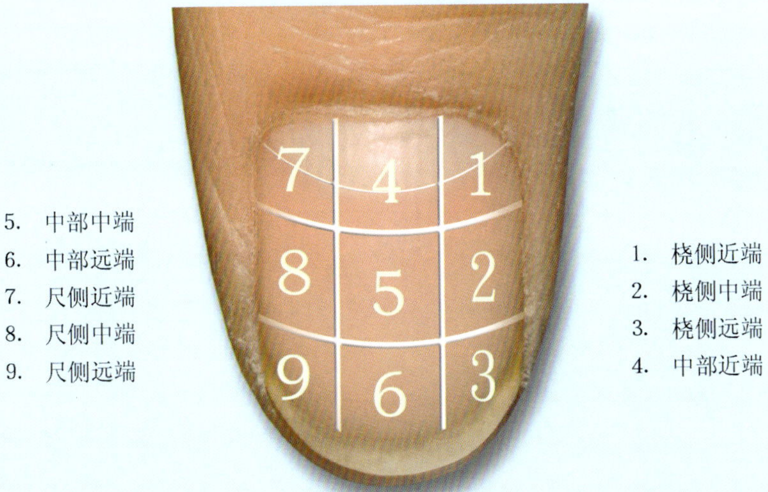

右手手指九分比图各部名称

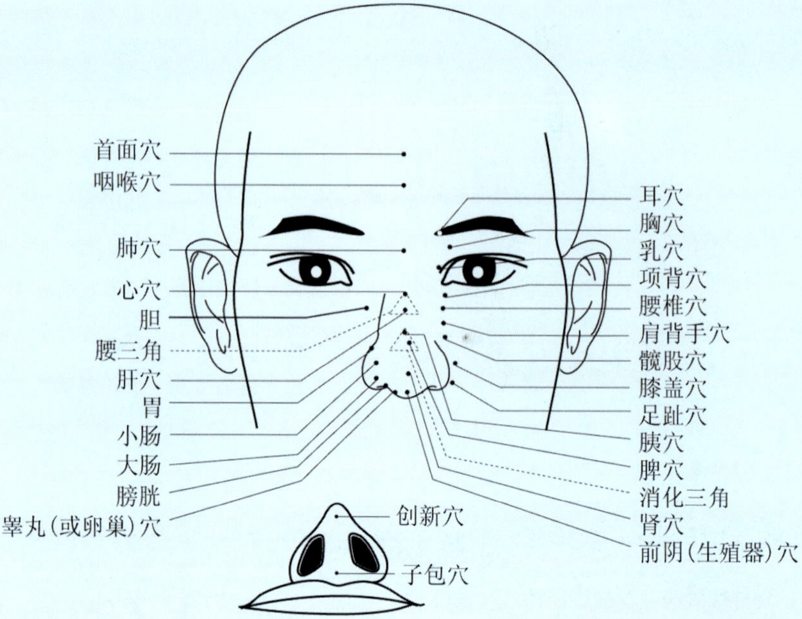

面部穴位示意图

脚部穴位示意图

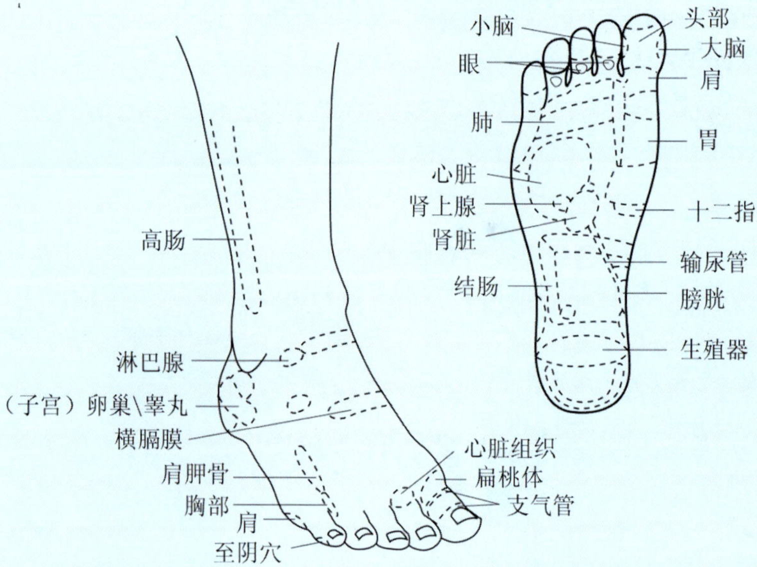

序

中医古籍，虽是汗牛充栋，而专论望诊的书，却寥若晨星，惟论不多，析诸所论成就也很有限。所以后世业医者能像扁鹊望而知之的鲜有闻焉。

世界医学虽分类繁多，相同的有一点，都重视诊断，都把诊断伫立于治疗之前。中医望诊排列之首，先诊病，后辨证，然后投药治之。诊断不仅仅是医学的基础，也是一科专门之学。古今名医皆以善诊称著。《史记·扁鹊仓公列传》记载：扁鹊望齐侯之色而断生死，仓公以切脉判齐王诸之婴儿小子病，皆令人叹为观止。

世间就疾病诊断而言，不论任何医学，均以能诊断出病症再予以治疗为原则。中医和西医实为两个不同的理论体系，在诊断思维上也大相径庭。西医学的诊断以病理学为金律。用搜索的方法搜索疾病；中医诊断则以脏腑经络理论为据。以形外之象辨审病症。从思维方面而论，西医是分析思维和机构思维；中医则是系统思维、全息思维。从发展方向而论，西医拓展微观，中医则联系宏观。从诊断目标上看，西医以因果决定论追求最佳，中医则以全息选择论讲究较佳和实用。中西医在诊断上有这些差异，除与传统文化、民族思维方式不同之外，很重要的一点是观察疾病在视角和切入点上各自有侧重所致。在当代高科技的发展中对人体疾病采取高尖端仪器诊断，只能诊断人体疾病产生之后，只能诊断在人体器官发生变异的条件下检测损坏的程度，而中医诊断却能在疾病产生之前，防患于未然。

邢玉田先生和周鑫中医师几十年来致力于中医望诊研究和临床实践，采集了众多人体体表图片，综合体表系统诊断理论，编著了《望而知之：疾病体表映象》丛书，这套丛书比较详尽地阐释了中医四诊对疾病诊断的经验。虽然书中部分采用了西医病名，但这并不影响对中医四诊的认识。该丛书是以“望”为主对各种疾病的体象进行剖析，这也正是中医应该弘扬的。

正如中国健康教育与健康促进协会会长殷大奎所说：科学研究本身不是我们最终的目的，我们要通过各种方式的普及，让尽可能多的人民群众去掌握它，让科学能够为人民的健康服务，这才是我们的最终目的。

中华中医药学会秘书长

李俊德

前言

《望而知之：疾病体表映象》是通过观察疾病在人体体表的表象来诊断疾病、预测疾病、治疗疾病的综合性医学书籍，是一套集中医、西医、民族医学精华于一身，融传统医学、现代医学望诊精要于一体的图文并茂的系列综合丛书。此书不仅可以用于家庭自查自诊，还可为医者提供诊断疾病的参考依据。

称其为“望而知之”，因为“体表映象”是当今国内外医学研究的重点，中医有着丰厚翔实的望诊经验，借此可以将疾病体表映象的诊断技法逐步融入现代医学。中医是中国的瑰宝，是中华民族文化的结晶，是世界发达国家难以破译的人体奥秘，我们认为中医药的发展，应走我国自主创新之路，中西医的结合，应遵循以中医为主，西医为辅的结合原则。“望而知之”诊断技法在中西结合中应当弘扬。

疾病体表映象学是一项巨大的医学工程，从史料分析，古人对望诊所做的努力要比今人付出的代价大得多，古代的医家所掌握的望诊诊断技艺也远远超过了今人。正如科学家李约瑟所说：“中国古代和古代的医生和技士们的本领，比大多数汉学家愿意承认的要强得多，人类历史上一些很基本的技术，正是从这块土地上生长起来的，只要深入挖掘，还可能找到更有价值的东西。”对古代医学的经典“取其经旨，探求所知”，将前人的望诊经验借鉴、对比、吸收、总结，进行挖掘、研究、开发、弘扬，正是这套丛书的宗旨。

实践中我们发现不同种族、不同肤色、不同民族其疾病体表映象有很多相似之处，为使这一学科能成为真正的望诊学科，我们将疾病表现在体表的征兆，均编录在“丛书”中，以能对疾病诊断准确为原则，以能适合临床应用为目标。打破门户观念，吸收众家之长，汲取国内外望诊经验，综合多种望诊医学中的精华，其用意是让望诊医学能适用于人类，让疾病体表映象学成为一门真正为人类健康服务的医学科学。

经过我们多年的收集、整理、研究，许多疾病的诊断有了突破性的发展，但还有很多课题需要研究。为此，我们将为疾病体表映象学的爱好者、研究者在全国各地创建疾病体表映象研究基地，届时将为爱好者、研究者提供学习、实践的良好场所。

我们希望，这套丛书的出版，对于推动中医诊法理论的发展、中医诊断技术的挖掘与提高；对于疾病体表映象学科研的广泛开发、疾病体表映象学诊断方法科学性的进一步阐释等，都将具有深远的意义。

为了更好完善中医望诊技术，希望更多的专家为弘扬祖国文化，在临床实践中对我们所总结的不足之处提出批评，以便更好的促进祖国医学的发展。来信请寄：福建畅弘健康药业开发有限公司。福建省福州市台江区长汀路6号3座8层，邮编350009 林榕收。电话为(0591)83816919，或寄昆明三医医学研究所。云南昆明市圆通街平正路口88号，邮编

650021 焦坛瑛收，电话为(0871)6966956。两处都设有专业人员恭候聆听您的批评。

本书编写中所参考的文献资料附于书后，在此表示深切感谢！因水平有限，谬误、不当之处敬请予以斧正。

《望而知之：疾病体表映象》丛书编委会

目　录

第一章

乳腺疾病体表映象

第一节
乳房知识

一、乳房概述

乳房为哺乳动物特有的器官，属于汗腺的特殊变形结构，构造上近似皮脂腺。

人的乳房为成对的器官，男性不发达，女性于青春期后开始发育生长，妊娠和哺乳期的乳房有分泌活动，老年妇女乳房萎缩。

（一）乳房的位置

乳房位于胸前部，在胸大肌及其筋膜的表面。成年未妊妇女的乳头平对第4肋间隙或第5肋。

（二） 乳房的结构

乳房由皮肤、乳腺组织和脂肪组织构成。

乳腺是汗腺组织的一种类型，内达胸骨旁，外至腋前线。

乳腺组织被脂肪组织分隔为15~20个乳腺叶，以乳头为中心呈放射状排列。每个腺叶有一条排泄管，称为输乳管。由该腺叶中各乳腺小叶的导管汇合而成，开口于乳头。(见图1-01-01)

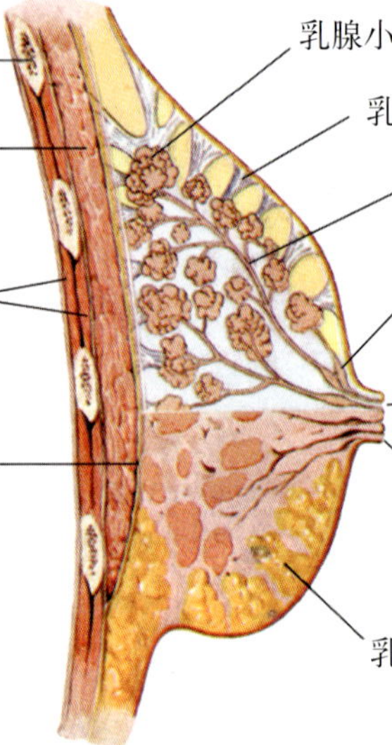

图1-01-01

（三）乳房的形态

两侧乳房一般是对称的。尚未哺乳的乳房呈半球形，紧张而富有弹性，乳头为乳房中央的圆形突起。乳头渐大呈圆柱形，其表面有输乳管的开口。乳头周围有一圈颜色较深的区域，称为乳晕。

乳房的颜色、大小、形态与每个人的年龄、发育、胖瘦、高矮、怀孕、哺乳，甚至遗传因素有关。

二、乳房的主要功能

（一）乳房的主要功能

乳房的主要功能是分泌乳汁。乳汁由脾胃水谷之精华所化生，脾胃气壮，乳汁多而浓；血衰，乳汁则少而淡。

（二）乳房是女性发育成熟的象征

丰满的乳房是女性健美的象征。女孩子进入青春期，在10～11岁时乳房开始发育，在16～17岁时乳房发育成熟，外形丰满，变得富有魅力。

女性的乳房是女性发育成熟的象征。乳房过小、无乳房、乳房长得不对称或乳房过于巨大或松弛，常常引起女性烦恼、痛苦、焦虑、自卑外，还可不同成度的显示着女性体内的健康状况。

第二节 乳房疾病体表映象综览

一、观察乳房诊病

乳房的颜色、大小、位置，以及是否对称，乳头有无分泌物、乳房内有无肿块或隆起，肿块的大小、形状、软硬、光滑与否，有无压痛和粘连、乳头形状等是诊察女性疾病的重要标志。

古人认为：女人属阴，阴极则必自下而上冲，故乳头大而阴户缩；男子属阳，阳极则必自上而下降，故阴茎垂而乳头缩。这与现代医学内分泌学说有相似之处。

中医认为，男子乳头属肝，乳房属肾；女子乳头属肝，乳房属胃。也有人提出乳房之部位属脾胃，乳房之经络属肝胆。女子乳房发育的时间，热带人较早，多在9～12岁；中国人发育稍迟，多在13～18岁。女孩到15岁，乳腺的发育已比较明显。

但是近年来由于食物中激素含量的增加，乳房发育的年龄有提前的趋势。

（一）乳房形态色泽变化的健康提示

◆ 女子左右两侧乳房不等大，是由于左右乳房对雌激素的反应不同，或是受劳动习惯、姿势、哺乳等因素的影响。只要差别不大，都属正常现象。

◆ 在发育中有时会出现乳房胀痛，不久便可自行缓解，属生理变化。

◆ 除正常的乳房外，在腋窝、胸部，甚至腹部有单个或多个乳头隆起，称为副乳，为先天性异常现象。

◆ 女性短期内乳头黧黑是早孕表现。左乳头先黑多怀男孩，右乳头先黑多怀女孩。乳头甚黑者，是做过多次中止妊娠手术乳房象。

◆ 乳房瘪小，有生理性和病理性之分。乳房明显偏小，胸部平坦似男性，而生殖器及其他性征(如阴毛、腋毛等)发育正常，月经也正常，属于生理性变异，影响不大。以后在妊娠、哺乳期间，由于性激素的作用，乳房可增大，不至于影响哺乳。过了16岁，乳房仍不发育，其他性征也未出现，则称为性发育不全，属于病理性。其原因可能与营养不良、疾病等多种因素有关。

◆ 乳房白小低偏者，不易怀孕生育，为形色亏；黑大坚硬者，子息好，为形色全。

◆ 乳头凹陷，多属气虚下陷。

◆ 乳头红肿、皲裂，多为肝火内扰。

◆ 乳头皲裂，伴乳色赤，多为肝火炽盛、热灼血络所致。

◆ 女子乳房增大，乳头周围变为深红色，范围增宽，呈对称性改变，是妊娠迹象。

◆ 女子乳房松弛下垂，多为肝木克土、胃虚血燥、乳房失于摄养所致。

◆ 男子乳大称“乳疬”，西医称“男性乳房发育症”，多为体内雌激素分泌过多所致。中医认为，多由胃火炽盛壅于乳房或胃气不亢、肝失所养所致。

（二） 乳房肿块的提示

正常乳房中是没有肿块的，如果出现肿块，应属于不正常的现象。

◆ 乳房内有大小不等、不规则的团块，或质韧的颗粒状结节，边缘不清，压痛不明显，月经期疼痛，多为乳腺组织增生和乳腺病。

◆ 乳房内出现单个或多个卵圆形结节，边缘清楚，活动度大，生长缓慢，多在乳房的外上方，是乳腺纤维腺瘤。

◆ 乳房内有较小的生长缓慢的肿块，肿块平滑而有弹性，无粘连，可活动，边缘清楚，是乳腺囊肿。

◆ 乳晕附近触有生长缓慢的较软的圆形小结节，边缘清楚，按压肿块有血性分泌物溢出，随之肿块变小，为乳管内或囊内乳头状瘤。

◆ 乳房内小肿块突然迅速增大，边缘清楚，皮肤微红发亮，有筋脉显露，为恶性乳腺肉瘤。虽然腋窝淋巴结不大，也易转移。

◆ 乳房局部弥漫肿大、发红、发热、触痛明显，同侧的腋窝淋巴结肿大疼痛，是患了急性乳腺炎，不及时治疗可以化脓形成乳痈。

◆ 乳房内有单个或多个硬韧结节，有时软，界限明显，时大时小，与皮肤粘连，可使乳房变形，乳房皮肤稍发暗，为乳房结核。日久可形成寒性脓肿，并可合并腋窝或肋骨结核。

◆ 乳房内有生长较快的无痛、坚硬、表面不平的结节，和皮肤粘连，并有乳房变形出现酒窝征，乳头抬高或内陷，皮肤有橘皮样改变，腋窝淋巴结肿大，无明显疼痛者，要警惕患乳腺癌的可能。

◆ 乳房短期内明显增大，弥漫性隆起、坚硬，有灼热感和轻微压痛，皮肤呈暗红色，腋窝淋巴结肿大，为乳癌。一般病情迅速恶化，病人多在半年内死亡。

◆ 中老年妇女单侧乳头及乳晕处出现红斑、糜烂面，其上覆盖一层黄褐色的鳞屑样痂皮，局部皮肤发硬，境界清楚，部分病人可触到小结节状肿块，边缘不清，生长缓慢，经按乳头湿疹治疗3个月无效者，应怀疑乳头湿疹样癌。

（三） 乳头溢液的健康提示

乳头溢液是乳腺疾病的三大症状(疼痛、肿块和溢液)之一，也是全身许多疾病的临床表现之一。乳头溢液的原因很多，既有生理性的，也有病理性的，其中也可能是癌性疾患。所以对乳头溢液不能漠然视之，应仔细观察溢液的情况。

1． 真性溢液与假性溢液

真性溢液是指液体从乳腺导管内流出。假性溢液常见于乳头凹陷者，由于乳头表皮脱落，细胞积存于凹陷处，引起少量形似液性豆渣样的渗出，常常带有臭味。一旦拉出凹陷的乳头，保持局部清洁，这种假性溢液即会消失。

2． 双侧溢液与单侧溢液

在真性溢液中要分辨是双侧还是单侧。双侧性溢液多属于生理性，如停止哺乳一年内，大多数妇女仍会有少量乳汁分泌；少数妇女在强烈的性高潮后，由于乳房血管高度充血、乳房胀大、乳头勃起，也会出现短时间溢乳；妇女进入更年期，由于内分泌紊乱会使部分妇女分泌少量乳汁。双侧溢液者，乳房癌的可能性极小。如常常出现单侧溢液，则应尽早去医院进行检查治疗。

3． 单孔溢液与多孔溢液

女性的乳头是由15～20根乳腺导管的开口部集合而成。单孔溢液多为乳腺导管内乳头状瘤。多孔齐溢常属生理性、药物性、全身良性病变或乳腺增生症。

4． 溢液自行外溢与挤压溢液

液体自行外溢，属病理性，乳房癌病人约有13%有自发溢液或曾有过自溢史。挤压溢液多属生理性，如一些孕妇的双乳可挤出少量淡淡的初乳。

第三节
乳腺小叶增生

一、乳腺小叶增生概述

乳腺小叶增生是乳房部的一种炎症性疾病，是妇女的多发病之一，常见于25～40岁之间。此病的发生与内分泌功能紊乱，特别是卵巢功能失调密切相关。

乳腺小叶增生病是良性病变，发生乳癌的机会较正常的妇女高出3～4倍。

乳腺小叶增生属中医“乳癖”范畴。

二、 乳腺小叶增生体表映象

（一） 乳腺小叶增生体象

◆ 有不同程度的乳房胀痛。胀痛与月经周期有关而呈周期性，月经前胀痛较重，月经过后胀痛减轻。

（二） 乳腺小叶增生手部表象

◆ 乳腺区出现柳叶状岛纹，岛纹内有“十”字或“米”字样纹，为乳腺小叶增生手象。（见图1-03-01）

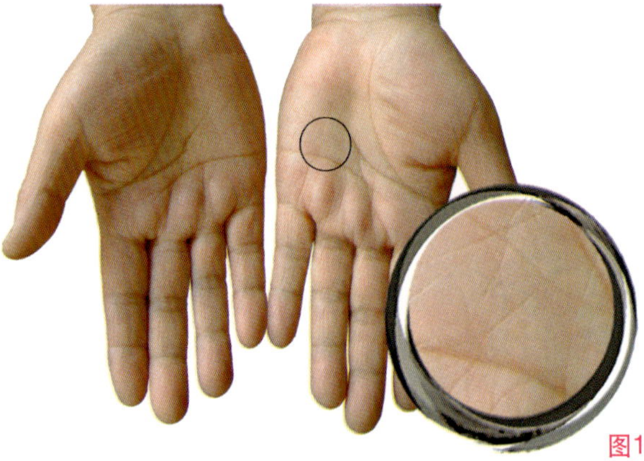

图1-03-01

乳腺区出现柳叶状岛纹，岛纹内有“十”字样纹，为乳腺小叶增生手象图示

（三）乳腺小叶增生指甲表象

◆ 无名指指甲呈链条状，甲色苍白，甲皮粘连，为乳腺小叶增生甲象。（见图1-03-02）

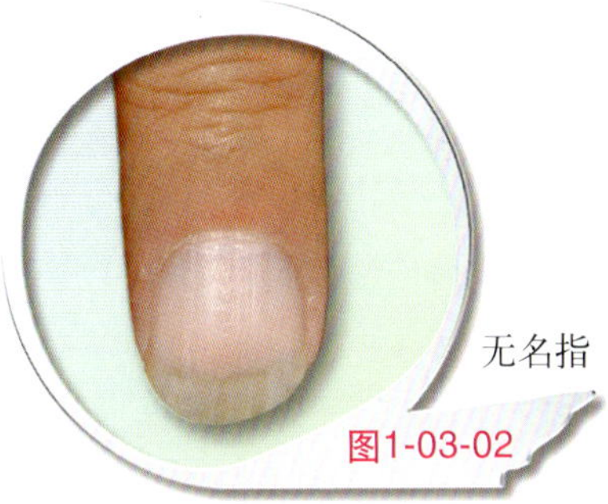

图1-03-02

◆ 无名指指甲呈链条状，甲色苍白，甲皮粘连，为乳腺小叶增生甲象图示 ◆

（四）乳腺小叶增生耳部表象

◆ 耳部胸椎穴两侧有边缘红晕的白点，可触及条索或结节状隆起，为乳腺小叶增生耳象。（见图1-03-03）

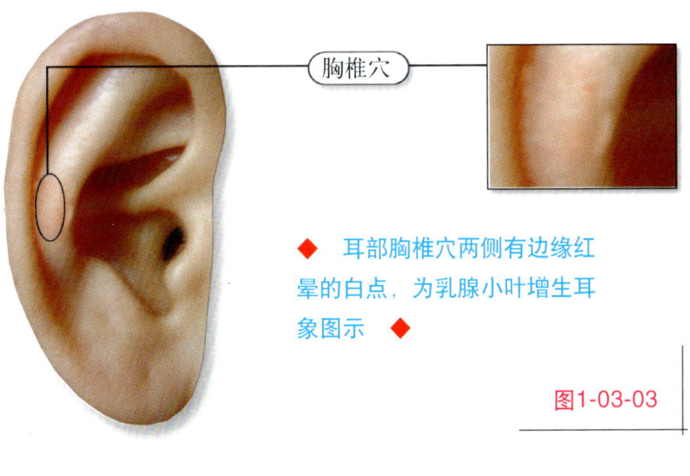

◆ 耳部胸椎穴两侧有边缘红晕的白点，为乳腺小叶增生耳象图示 ◆

图1-03-03

三、预防与治疗

目前对此病尚无特效的治疗方法，医务人员须对病人做耐心细致的解释工作，以解除病人不必要的思想顾虑。如症状比较明显，可口服中药逍遥丸或小金丹，胀痛较重时可在月经前期注射丙酸睾丸酮。最近有人报道，口服维生素E对乳腺小叶增生病有一定疗效。

第四节 乳腺囊性增生病

一、乳腺囊性增生病概述

乳腺囊性增生又称慢性囊性乳腺病，是发生在乳房的慢性囊性增生性病变，其发生与卵巢功能失调有关。乳房肿块大小的变化及乳头溢液等常与月经周期关系密切。

常见的乳腺疾病，多见于25～40岁之间，少数可发生恶变(约2%～3%)，注意与乳癌鉴别。

二、乳腺囊性增生病体表映象

（一） 乳腺囊性增生病体象

◆ 在一侧或双侧乳腺内可触及多个大小不等的颗粒状结节，与皮肤和深部组织无粘连，有胀痛感，经前或经期加重，为乳腺囊性增生体象。

◆ 乳房有肿块，乳房疼痛，常于经前加重，为乳腺囊性增生体象。

（二） 乳腺囊性增生病手部表象

◆ 乳腺区有柳叶状岛纹，岛纹内有红白相间的斑点，为乳腺囊性增生手象。（见图1-04-01）

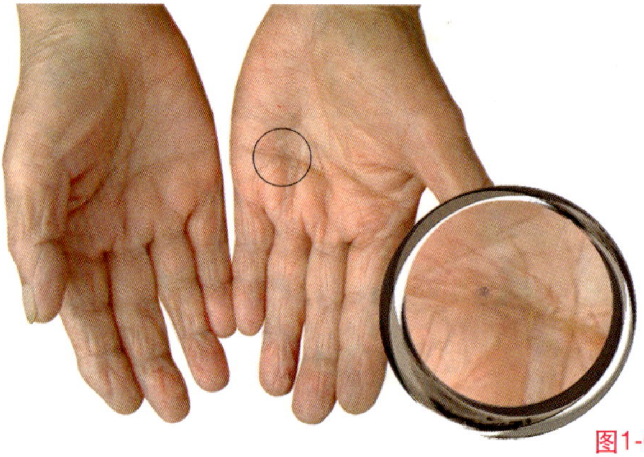

图1-04-01

◆ 乳腺区有柳叶状岛纹，岛纹内有红白相间的斑点，为乳腺囊性增生手象图示 ◆

（三）乳腺囊性增生病耳部表象

◆ 耳部胸椎穴两侧可见白点，边缘红晕；可触及条索或结节状隆起；电测呈阳性反应；为乳腺囊性增生病耳象。(见图1-04-02)

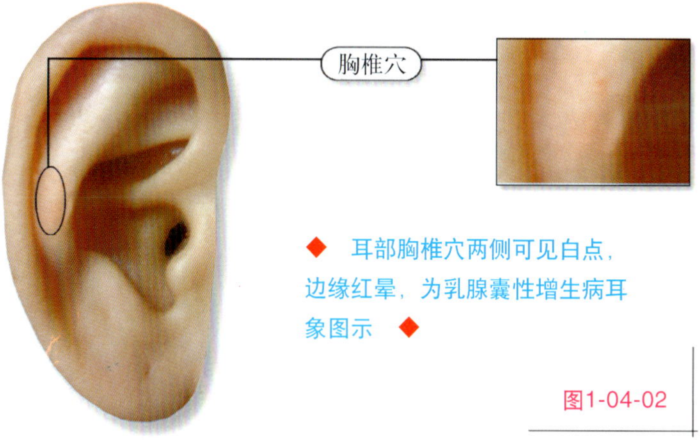

◆ 耳部胸椎穴两侧可见白点，边缘红晕，为乳腺囊性增生病耳象图示 ◆

图1-04-02

第五节 急性乳腺炎

一、急性乳腺炎概述

急性乳腺炎是发生在乳房部的一种急性化脓性疾病。多见于哺乳期妇女，以初产妇多见，好发于产后3~4周，是乳房疾病中的常见病。

其临床表现为乳房肿胀、疼痛、局部皮肤发红并有硬块和触痛；继之畏寒、发热。如不及时治疗，易形成乳房脓肿。

急性乳腺炎分为淤积性炎症和细菌感染性炎症。产妇感到乳房肿胀、乳汁排出不畅和全身不适，多为发病的预兆。发病后，乳房局部有肿块、疼痛，继而皮肤发红发热，疼痛加重，高热不退；脓肿形成时触之有波动感；脓肿深的，皮肤发红及波动感都不明显；同时伴有怕冷、发热、头痛、全身不适、同侧腋窝淋巴结肿大疼痛等症状，如果做血常规化验可见白细胞计数增高。

本病属中医“乳痈”范畴，病因为肝气郁结、乳汁不通，郁热化脓，或为脾胃湿热互结。故属于肝、胃二经之病。

二、急性乳腺炎体表映象

（一） 急性乳腺炎手部表象

◆ 乳腺区呈“浮”的红色斑点，为急性乳腺炎手象。症状好转时，浮的红点会逐渐消失；如红色偏暗，为已久病手象。（见图1-05-01）

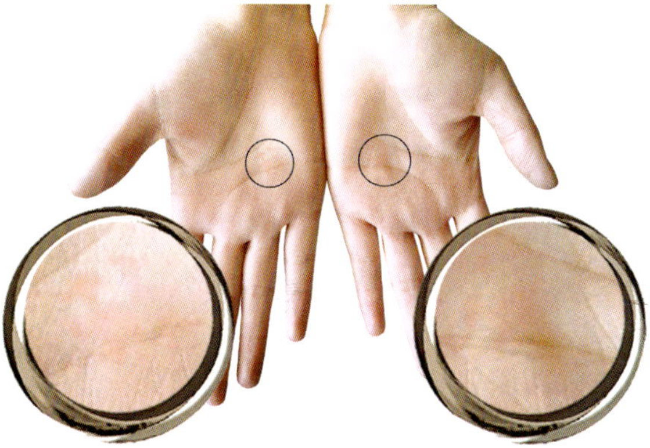

图1-05-01

◆ 乳腺区呈“浮”的红色斑点，为急性乳腺炎手象图示。症状好转时，浮的红点会逐渐消失；如红色偏暗，为已久病手象 ◆

第六节 乳房纤维腺瘤

一、乳房纤维腺瘤概述

乳房纤维腺瘤与雌激素的刺激(卵巢功能的激增)有密切关系，一般为单发性，或有多个在一侧或两侧乳房内出现。常见于20～25岁青年妇女。纤维腺瘤常位于乳房的外上象限，呈卵圆形，大都有樱桃至鸡蛋大，也有更大的，表面平滑、质坚。肿瘤与周围组织分界甚清，毫无粘连，无痛感。

二、乳房纤维腺瘤体表映象

(一) 乳房纤维腺瘤手部表象

◆ 乳腺区有叶状岛纹，伴咖啡色凸起，智慧线平直或延长至兑位，为恶性乳房纤维瘤手象。如乳腺区没有咖啡色凸起，为良性乳房纤维瘤手象。(见图1-06-01)

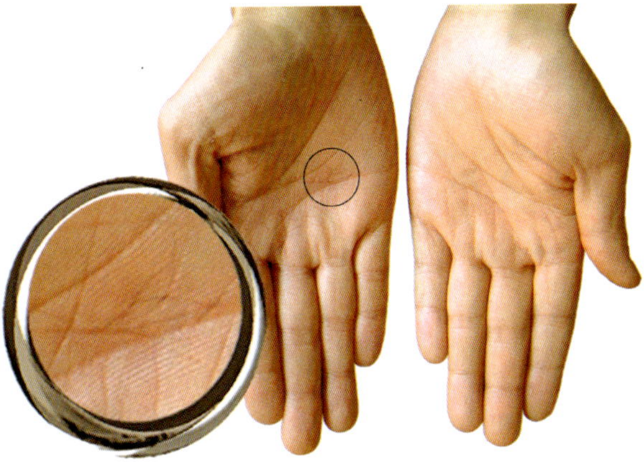

图1-06-01

◆ 乳腺区有叶状岛纹，伴咖啡色凸起，智慧线平直，为恶性乳房纤维腺瘤手象图示。如乳腺区没有咖啡色凸起，为良性乳房纤维瘤手象 ◆

（二） 乳房纤维腺瘤指甲表象

◆ 食指指甲上呈辫条状，为乳房纤维腺瘤甲象。(见图1-06-02)

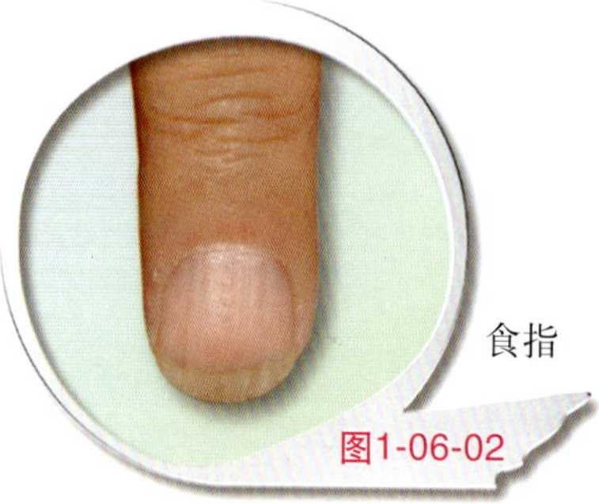

图1-06-02

◆ 食指指甲上呈辫条状，为乳房纤维腺瘤甲象图示 ◆

第七节 乳腺管内或囊内乳头状瘤

一、乳腺管内或囊内乳头状瘤概述

乳腺管内或囊内乳头状瘤常单个或多个发生在近乳头扩张乳管中或生长在乳头附近与乳管通连的囊肿中。乳头状瘤很小，有茎及许多绒毛，血管丰富。

临床上，病人多无疼痛，主要症状是乳头流血性液体，有恶变可能。

二、乳腺管内或囊内乳头状瘤体表映象

（一） 乳腺管内或囊内乳头状瘤指甲表象

◆ 食指指甲上有三块以上的凹陷，甲色苍白而光亮，为乳腺管内或囊内乳头状瘤甲象。（见图1-07-01）

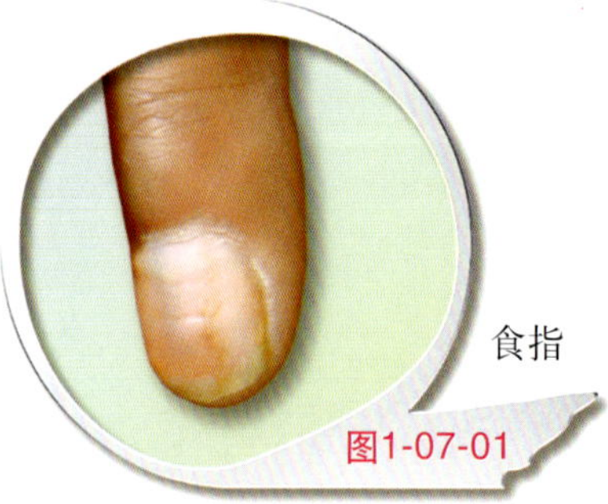

图1-07-01

◆ 食指指甲上有三块以上的凹陷，甲色苍白而光亮，为乳腺管内或囊内乳头状瘤甲象图示 ◆

第八节
乳腺癌

一、乳腺癌概述

乳腺癌是乳腺上皮组织的恶性肿瘤，是妇女常见的恶性肿瘤之一。早期无明显症状。肿块质硬，表面不光滑，在乳房内不易被推动。癌块增长的速度较快。随其体积的增大，侵及周围组织可引起乳房外形改变。

癌块侵入连接腺体与皮肤的库柏氏韧带，可导致癌块表面皮肤凹陷，邻近乳头的癌块因侵入乳管使之收缩，可将乳头牵向癌块方向；乳头深部癌块也因侵及乳管而使乳头内陷。乳癌发展至晚期破溃，并有淋巴转移或远处转移(肺、脑等)。

早期施行根治手术为主要疗法。放疗、化疗、内分泌制剂及中草药为辅助疗法。男性乳腺癌发病率约为女性的10%。

现代医学认为内分泌失调，激素水平升高，卵巢、肾上腺分泌雌激素过高，是乳腺癌发生的重要内在因素。

研究认为雌激素只能缩短致癌时间(诱发)，未必就是乳腺癌的根本原因。内分泌失调则是乳腺癌产生的重要前提。目前有学者从乳腺癌乳汁中注意到，与乳腺癌病毒有关(是一种B型RNA病毒)，但尚待证实。男性乳癌的发生，仅占1%～2%，有的与患前列腺癌长期使用雌激素治疗有关。

中医对乳腺癌的认识

祖国医学文献记载为“乳岩”、“乳函”、“乳石痈”、“姑乳”、“乳核”、“乳痛坚”、《内经》称之为“石瘕”。我国最早的病机专著《诸病源候论》称为“石痈”。

乳腺癌发生的主要机制与体内肝肾阴阳失调、相火亢盛、冲任失调密切相关，尤与肾阴虚阳亢、相火旺盛有关。女子性事滋欲或寡居欲火内伏，皆可致相火过旺，刺激乳房而致癌。

乳癌与阳明胃经痰火内伏有关，因乳房属足阳明胃经之故。因此，膏粱厚味致痰热内蕴于阳明，结核于乳络，是导致乳腺癌的因素之一。

乳腺癌尤以情怀不畅、忧思郁结为其诱因，家族遗传也是一个重要因素。

二、乳腺癌体表映象

（一） 乳腺癌早期先兆

1. 触及肿块

乳腺位于体表，因此癌肿较易发现，早期以偶发刺痛为先兆，此时若发现肿块，亦在1cm以上，表明癌肿已超出乳腺腺管。隐匿癌肿在肿块被察觉前，已有肺、骨等深处转移，出现腋窝淋巴结转移已非早期，呈橘皮样改变或“酒窝样变”，更非初起。

中医对乳腺癌的早期先兆已有记述，如《医宗金鉴》曰：“乳腺初结核隐痛。”提出了乳腺隐痛的早期信号意义。外科正宗：“初如耳大，渐如棋子，半年一年，二载三载，不痛不痒，渐之而痛，始生痛痒……名曰乳岩。”则论述了乳房出现无痛性肿块是乳癌的早期警号，相当于现代医学的单纯癌。

男性乳腺癌以乳晕下(中央区)或乳晕旁(近中央区)，无痛性肿块最多见，与雌激素诱发的关系尚无明确根据。由于男性乳腺较薄，故肿块较易发现，但由于肿块多长在乳头周围，故较早转移到胸壁，应予注意。

2. 乳头溢液

乳头溢液多见于导管内肿瘤，在乳晕周围可触到小结节(绿豆大小)，常为导管内乳头状癌的首发症状。中医学已有记载，如《千金方》：“妇人女子乳头生小浅热疮，痒搔之，黄汁出，浸淫为长，百种治疗不瘥者，动经年月，名为妒乳。”其中，乳头小疮、乳溢液及乳头瘙痒，相当于现代乳头湿疹样癌及导管内乳头状癌的首发外露。

3. 腋下淋巴结肿大

无痛性肿块是乳腺癌的首发症，占95%～98%，直径1cm时方可触及，隐性乳腺癌虽未能触及肿块，但淋巴转移较早，可于腋窝淋巴结触及，但也有1/3可出现早期隐痛、牵拉痛、刺痛。早期乳腺癌极易发生腋淋巴结转移，即使极微小的亦易发生早期转移，亦有隐性乳腺癌仅有腋下淋巴结肿大的信号。

4. 乳房皮肤异常

乳腺癌的早期先兆，有的还可表现为皮肤异常，如出现皮肤瘙痒、皮疹或带状疱疹，或黑棘皮病，或皮肌炎、周围神经炎等。乳头瘙痒、湿疹，为乳头湿疹样癌的早期先兆。乳房皮肤变色、晦暗或发紫，或橘皮样改变，或皮肤凹陷、水肿等，则又常为硬癌的首发症状，因硬癌常侵犯皮肤，呈现广泛的皮肤粘连。《灵枢·痈疽》提出“牛领之皮”，类似于乳腺癌的橘皮样水肿变化。

（二） 乳腺癌体象

◆ 早期可触到逐渐增大、质硬的肿块，不易推动。无痛或偶有刺痛(癌肿3cm以下)。

◆ 中期征兆，腋下淋巴结肿大，可被推动，乳房可出现增大(髓样癌)或缩小(硬癌)的变化(癌肿在5cm以内)。

◆ 晚期征兆，肿块增大，与皮肤粘连，牵拉呈“橘皮样改变”，甚至出现溃烂，有胸骨旁淋巴结转移、锁骨上淋巴结转移，甚至远期淋巴结，并伴有发热、消瘦、贫血等恶液质。

（三） 乳腺癌手部表象

导读：手诊乳腺癌要参考健康线的"健康"标示。健康线细弱，而且紧贴感情线，就不用担心会患上乳癌。如果健康线比感情线还粗，而且还依贴在感情线上，就会容易患上乳癌。健康线的颜色不好，则更有患乳癌的危险。

◆ 生命线中段有岛纹，为乳腺癌手象。（见图1-08-01）

◆ 乳腺区有叶状岛纹或长方形纹向智慧线方向延伸，岛纹中有"十"字或"米"字样纹；为乳腺癌手象。（见图1-08-02）

◆ 太阳丘见枯叶色，为乳腺癌手象。太阳丘中央上方呈枯叶色，枯叶色扩大到土星丘，范围越大，危险性就越高。（见图1-08-03）

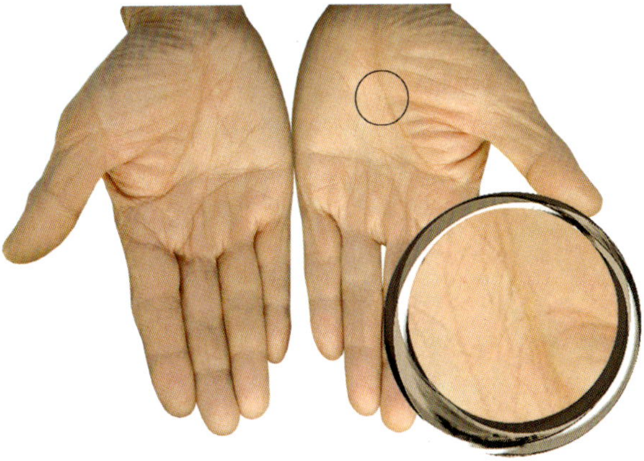

图1-08-01

◆ 生命线中段有岛纹，为乳腺癌手象图示 ◆

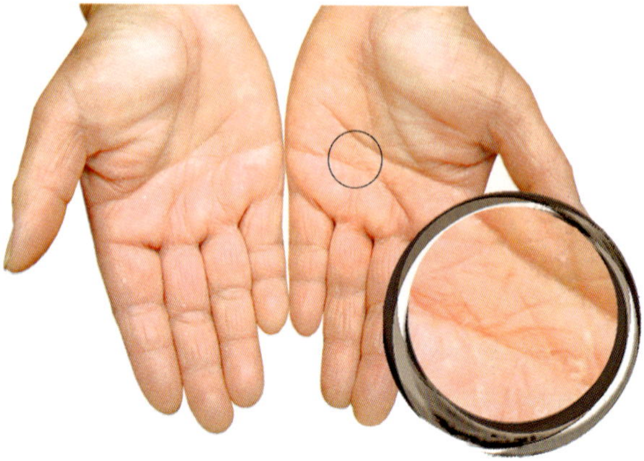

图1-08-02

◆ 乳腺区有叶状岛纹，岛纹中有“十”字样纹，为乳腺癌手象图示 ◆

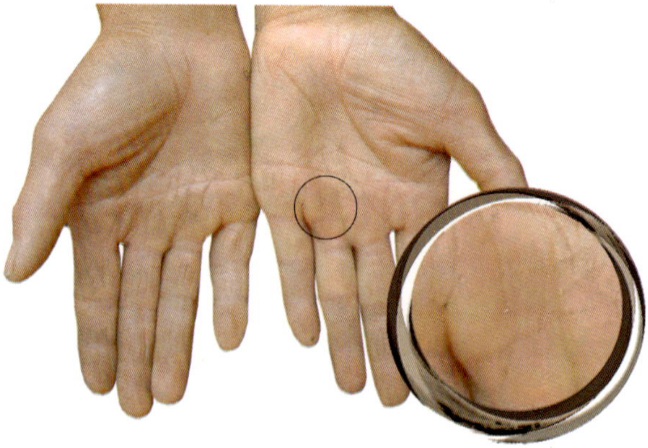

图1-08-03

◆ 太阳丘见枯叶色，为乳腺癌手象图示。太阳丘中央上方呈枯叶色，枯叶色扩大到土星丘，范围越大，危险性就越高 ◆

（四）乳腺癌耳部表象

乳腺癌耳诊常用穴位：胸椎穴、肿瘤特异I区、内分泌穴、肝穴。（见图1-08-04）

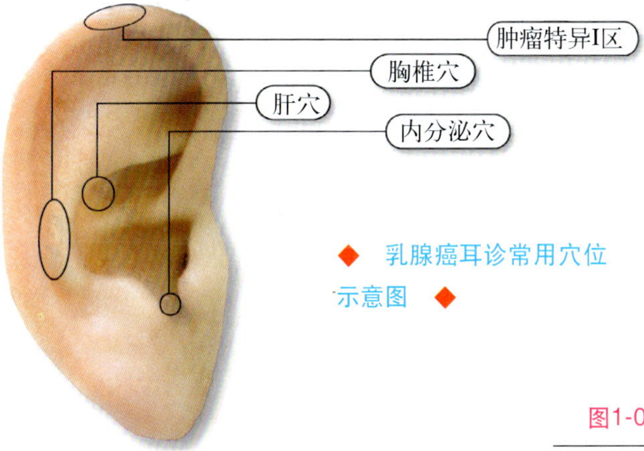

◆ 乳腺癌耳诊常用穴位示意图 ◆

图1-08-04

◆ 耳部胸椎穴后外侧可见小结节或蝇屎状，肿瘤特异I区有重度压痛；电测呈强阳性反应；为乳腺癌耳象。

◆ 右耳胸椎穴后外侧片状充血，边缘不清，触之压痛明显；内分泌穴、肝穴呈阳性反应；为乳腺癌耳象。

（五）乳腺癌与其他疾病的鉴别诊断

1. 乳腺癌与乳腺囊性增生病鉴别

乳腺癌肿块主要应与乳腺囊性增生病鉴别，后者疼痛明显，且常放射至肩臂，发展较慢，与月经周期明显相关，能触到多数小节，但经后可自行消散，疼痛亦随之缓解，无乳头溢液。真正的乳腺癌肿，质坚硬，早期不痛不痒，仅有少数有刺痛，常为单个乳头溢液。乳腺囊性增生，癌变率约2%，但不能忽视此病与癌共存的可能性。《外科真诠》已有由乳癖(乳腺增生病)恶化为乳岩的记载，如曰："乳癖……患一二载者，内服和乳汤加附子七分煨姜一片即可消散，若老年气衰，患经数载者不治，宜节饮食，息恼怒，恕免乳岩之变。"

乳腺增生症发病率极高，几乎为妇女的1/2，但并非皆为癌前病变，只应看作是可能癌前期，只有由单纯性增生(细胞量的增加)发展到不典型增生(细胞形态结构发生质的变异)，这才是癌前病变。

如再发展至重度不典型增生，则为癌变倾向，再继续下去才能变成癌。在此之前皆为可逆性的，经过治疗，增生的结节是可以变软及缩小的。

2. 乳腺癌与乳腺纤维瘤鉴别

乳腺纤维瘤发展缓慢，年龄相对较年轻，一般出现于青春期，呈圆形、活动、光滑无压痛。而乳腺癌则多出现于经绝期前后，发展较快，如有怀疑须作针吸或活体切片检查方可确诊。

三、预防与治疗

(一) 乳腺癌的早期发现提示

- 乳房单个的、无痛性肿块(部位在外上1/4处)为警号。

- 乳头溢液常是导管内乳癌的信号。
- 乳头溢液血性者，是大导管内乳头状瘤的首发症状。
- 乳房皮肤变色、发暗，则为硬癌的最早外露征象。
- 腋下淋巴结肿大，常是隐性乳癌的信号。

经常按触乳房(尤其是外上象限)及腋下检查有无肿块，以及观察乳房皮肤变化及乳头溢液是早期发现乳腺癌的重要措施。

（二） 乳腺癌的现代早期检查

1. X线检查

目前采用干板照相和钼靶X线机胶片法，诊断效率高达90%，直径1cm左右的即可显示出来。其中，干板照相因为密度差反映好，对比清晰，能把隐匿在低层的肿瘤显示出来。因此，临床上其为早期诊断首选检查。钼靶阳极X线摄影亦为X线密度差对比法，准确率虽不如干板法，但较简易可行。

2. 液晶图像

通过液晶膜可以反映出乳癌与正常组织的温度差(乳癌为高温区)，温度高出1.5℃以上即为阳性可能，从而鉴定肿块的良恶性质，准确率可达75%。

3. B超检查

准确率虽然高达90%，但对于直径小于1cm的乳癌效果不如X线检查。

4. 针吸细胞学检查

可靠率达80%以上。

5. 活体切片检查

可靠率达100%，但应在针吸细胞学检查为阴性而临床症状可疑时应用。

6. CT诊断

可得出乳腺断层摄影，0.2cm的肿块即能发现，并能判断腋下及乳内淋巴结转移情况。

(三) 预防措施

1. 及早治疗乳腺增生病

乳腺增生病虽然与乳腺癌并非有肯定联系，但也不能否认二者的并存性，因此治愈乳腺增生病，尤其是治愈绝经期后乳腺增生病更具有重要价值。

乳腺增生病，传统认为由肝气不舒、痰核内结所致，治法皆按舒肝化痰核大法。其实，乳腺增生为相火过亢，治疗应以抑相火为大法，辅以疏肝化痰方可击中要害。方予抑相火汤加味：柴胡、白芍、生地、女贞子、丹皮、知母、黄柏，酌加橘核、川楝子。

2. 调整更年期内分泌

乳腺是全身病的局部表现。更年期内分泌紊乱，尤其卵巢功能过激，雌激素水平偏高者，中医多属冲任失调、相火偏亢，表现为更年期性欲亢进、乳房胀痛，宜调冲任，抑相火。酌服泻相火汤：柴胡、白芍、生地、女贞子、丹皮、知母、黄柏以平伏。口鼻或外阴生疖、生热者，酌加重丹皮，并注意节制欲火房事。

3. 注意调节情志

避免忧郁、焦虑。肝气不舒者，可酌服疏肝达木、理气化痰之品。方用逍遥散或柴胡疏肝散之类酌加橘核、香附、川楝子，但乳腺癌的关键是相火偏亢(雌激素水平过高)，七情不舒只是诱因而已，因此调冲任、抑相火才是第一要义。

第二章

月经疾病体表映象

第一节
月经知识

一、月经概述

月经，是指有规律的、周期性的子宫出血。一般每月一次，经常不变，信而有期，故又称为“月汛”、“月信”或“月水”。李时珍在《本草纲目》中说：“女子，阴类也，以血为主，其血上应太阴，下应海潮，月有盈亏，潮有朝夕，月事一行，与之相符，故谓之月信、月水、月经。”

健康女子，一般到14岁左右月经便开始来潮，称为初潮。这是青春期发育的主要标志。初潮年龄可因地域、气候、风俗、种族、营养等而异，在我国女子月经初期可早在11岁或迟到18岁。

妇女一生中有月经来潮时期大约35年。到49岁左右，月经便停止，称为绝经。古今文献一致认为正常月经是全身健康的一个标志，月经失调是机能阴阳平衡失调的表现。

二、月经的产生

女性主要的生殖器官为卵巢、输卵管、子宫与阴道。每月子宫内膜增厚，准备迎接受精卵着床，若没有发生受精卵着床，则子宫内膜剥落，形成月经。

月经是天癸、脏腑、气血、经络协调作用于子宫的生理现象。正常育龄妇女，28天左右出现1次3～5天行经期。根据月经周期中子宫内膜发生的变化，每个周期分为3个阶段，即月经期、卵泡期(增生期)和黄体期(分泌期)。周期天数的算法是从每次月经来潮的第一天算周期的第一天。之所以如此，因为从这一天起，一方面开始行经，另一个方面卵巢内又有1个新的卵泡开始发育成熟。月经期，相当于月经周期的第1～4天。卵泡期为月经周期的4～14天。成熟卵子排出后，即为黄体期，相当于月经周期的15～28天。

三、月经疾病

月经疾病是指月经周期、经期、经量、经色、经质等的异常，月经的非生理性停闭，或多次伴随月经周期，或于绝经前后所出现的有关症状为特征的一类病症。

以月经周期异常为主的病症如：月经先期、月经后期、月经先后无定期、经间期出血。以经期异常的有经期延长。

以经量异常为主的病症如：月经过多、月经过少。

月经周期和经量都发生严重异常的病症如：崩漏。

月经的非生理性停闭即闭经。

以伴随月经周期出现有关症状为特征的病症如：痛经、经前乳胀、经行发热、经行头痛、经行身痛、经行泄泻、经行吐衄、经行口糜、经行风疹块、经行眩晕、经行浮肿、经行情志异常等。

（一） 月经疾病的原因

月经疾病是泛指各种原因引起的月经改变，包括初潮年龄的提前、延后，周期、经期与经量的变化，是妇女最常见的疾病之一。

1. 引起月经疾病的原因

◆ 神经内分泌功能失调引起：主要是下丘脑-垂体-卵巢轴的功能不稳定或是有缺陷。

◆ 器质病变或药物等引起：包括生殖器官局部的炎症、肿瘤及发育异常、营养不良；颅内疾患；其他内分泌功能失调如甲状腺、肾上腺皮脂功能异常、糖尿病、席汉氏病等；肝脏疾患；血液疾患等。使用治疗精神病的药物；内分泌制剂或采取宫内节育器避孕均可能发生月经失调。某些职业如长跑运动员容易出现闭经。此外，某些妊娠期异常出血也往往被误认为是月经失调。临床上诊断神经内分泌功能失调的月经病，必须要排除上述的各种器质性原因。

2. 引起月经失调的原因

◆ 精神紧张：情志抑郁，精神受挫，思虑过度，导致气血运行不畅，出现月经失调。

◆ 环境因素：有的人环境突然改变、人地生疏，引起心理上一时的不适应和不协调，出现月经失调。

◆ 饮食因素：平时喜食辛辣热性食物，引起血热，导致月经先期或月经过多；平时过食寒性食物引起血寒或营养不良，导致月经后期或月经过少。

◆ 疲乏过度，导致月经提前。

◆ 生理性少女在初潮后2～3年内可有生理性月经不调，随着生殖系统生理功能的逐步健全，月经会慢慢正常起来。

（二） 月经疾病的常见类型

◆ 月经过多：月经周期少于21天的子宫出血。

◆ 月经过少：月经周期超过40天的子宫出血。

◆ 不规则月经：周期不规则，经量不太多，有时提前或延后。

◆ 不规则月经过多：周期不规则，经期延长，经量过多。这种月经不调常见于功能失调性子宫出血，有时出现好几个月的闭经后突然经血如注、淋沥不净。

◆ 月经中期出血：在两次正常月经量之间的少量出血。

◆ 痛经：在月经来潮前、经期或月经已干净后，出现下腹部或腰骶部疼痛。疼痛的轻重程度不同，严重者可因剧痛而昏厥。

◆ 闭经：年龄超过18周岁尚未来潮，或已行经而又中断，不来潮的时间超过3个月以上，称闭经。

◆ 经前期紧张症：在经前、经期或月经干净不久后出现的一系列症状。这些症状可单独或几个症状同时出现。常见的症状有乳房胀痛、头痛、腹泻、口腔溃疡、眩晕、发热、鼻腔出血、情绪异常如抑郁、烦躁、失眠等。

第二节 月经疾病体表映象综览

一、月经疾病眼诊要点

眼睑颜色黧黑(妊娠斑和其他疾病的眼胞黧黑应除外)或发紫，提示月经失调。

二、月经疾病手诊要点

由于月经是子宫有规律、周期性的出血，所以，月经疾病大多都与子宫有关。因此手诊月经疾病是以子宫的纹理色泽变化为主要诊察依据，同时以月经失调区、生命线尾部的纹理色泽变化为参考。

（一） 月经疾病在掌部的对应位置

手诊月经失调在手掌上有3个区位。本书将其分为月经失调1区、月经失调2区、月经失调3区。

月经失调1区在掌部八卦方位的坤位。

月经失调2区在小鱼际下端。

月经失调3区在子宫区下方。

（见图2-02-01）

（二） 手诊月经失调纹线色泽特征

子宫区出现青白或红色斑块，为炎症。在月经来潮前后会出现肚子痛、腰痛等症。

◆ 坤位、子宫区纹理散乱，大鱼际桡侧呈暗青色，为月经失调。

◆ 生命线尾部有凹陷或有“十”字、“米”字样纹，为月经失调。

◆ 掌部有一二条暗紫色青筋穿越腕横纹或腕横纹变浅、断裂，均提示月经失调。

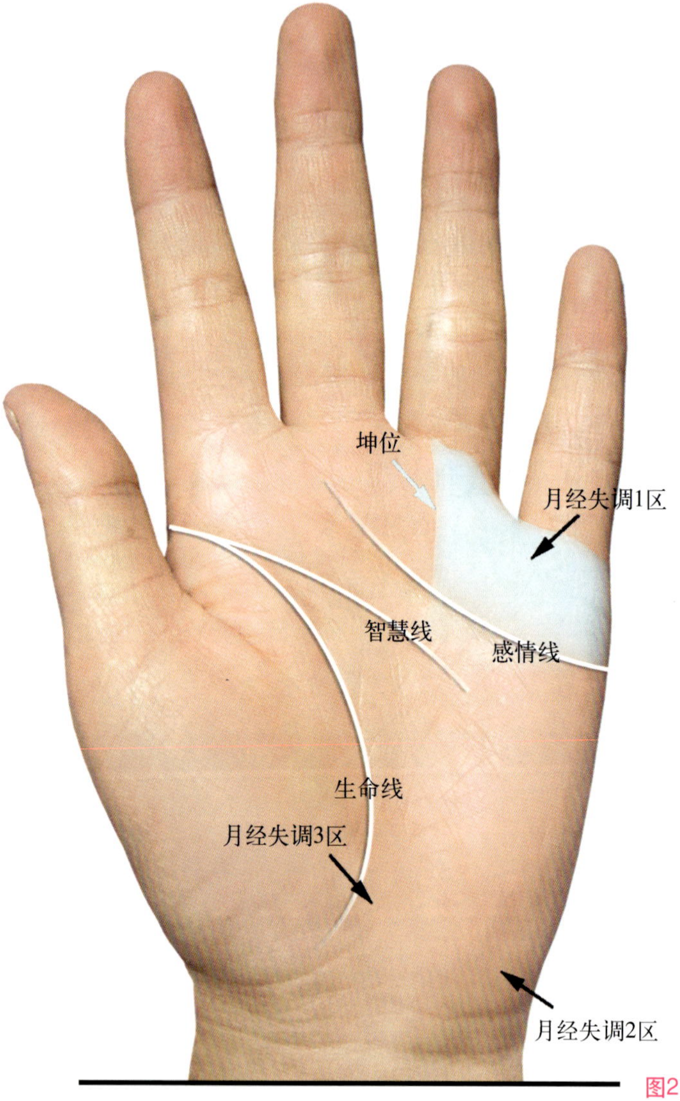

图2-02-01

◆ 月经疾病区在手掌上的对应位置 ◆

三、月经疾病甲诊要点

行经前几天，除大拇指外，其他手指指甲皮囊肿胀呈红色，且前高后低。若是经血来临则在中指指根有一红斑出现，边缘不整齐。正常人月经前后一个星期就能从甲征上观察到子宫充血的表现。贫血、输卵管、子宫疾病患者不能观察到。

◆ 指甲甲尖和中部绯红，根部呈淡白色，提示月经失调。

四、月经疾病耳诊要点

耳诊月经疾病主要以诊察耳部内生殖器穴、内分泌穴、脾穴、肾穴、肝穴、三角窝、盆腔穴、艇中穴、腹穴的形态色泽变化为主。(见图2-02-02)

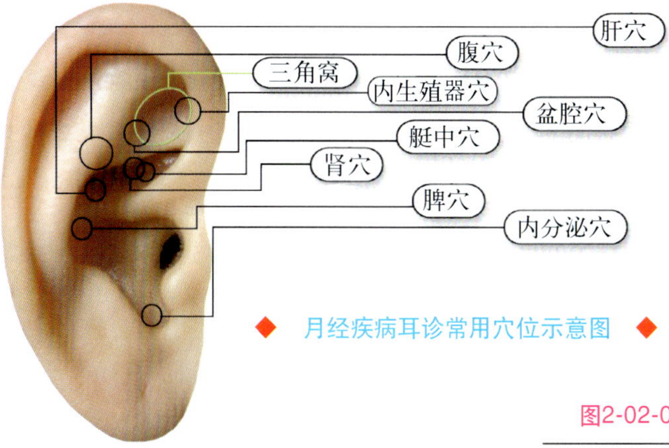

◆ 月经疾病耳诊常用穴位示意图 ◆

图2-02-02

第三节 月经先期

一、月经先期概述

凡月经周期提前七天，甚或十余日，称月经先期，亦称经期超前、经早。如仅提前三五天，且无其他明显症状，属正常范围。或偶然超前一次者，亦不作月经先期病论。

二、月经先期体表映象

（一） 月经先期体象

◆ 神疲肢倦，心悸气短，小腹空坠，纳少便溏，为气虚引起月经先期体象。

◆ 胸闷烦躁，大便燥结，为血热引起月经先期体象。

◆ 两颧潮红，手足心热，为阴虚血热引起月经先期体象。

（二） 月经先期面部表象

◆ 面色皖白，眼眶周围灰暗，面目虚浮，为气虚引起月经先期面象。

◆ 面红口干，为血热引起月经先期面象。

（三） 月经先期手部表象

◆ 满掌色鲜红，并伴有黄红斑点，为月经先期手象。（见图2-03-01）

◆ 子宫区底部呈粉红色网状，为月经先期手象。其色越红，提前时间越早。（见图2-03-02）

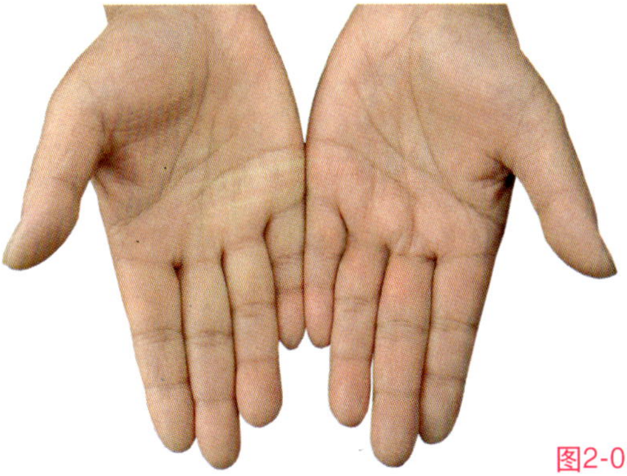

图2-03-01

◆ 满掌色鲜红，并伴有黄红斑点，为月经先期手象图示 ◆

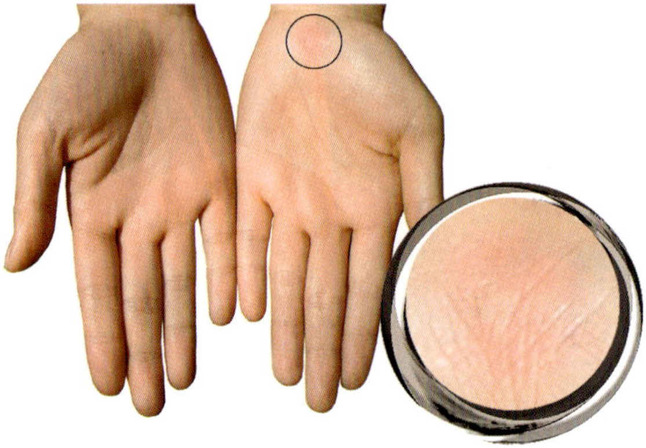

图2-03-02

◆ 子宫区底部呈粉红色网状，为月经先期手象图示。其色越红，提前时间越早 ◆

（四） 月经先期舌部表象

◆ 舌淡苔薄，为气虚引起月经先期舌象。其成因为劳倦过度，思虑过极，饮食失节，损伤于脾；中气虚弱，气不统血，肾气亏虚；致使月经提前而至。(见图2-03-03)

◆ 舌红苔黄，为血热引起月经先期舌象。其成因为过食辛辣食物或助阳药物，热火入里，迫血下行，致使月经提前而至。(见图2-03-04)

◆ 舌红苔少，为阴虚血热引起月经先期舌象。其成因为久病阴亏，失血伤阴，水亏火旺或血海不宁，致使月经提前而至。(见图 2-03-05)

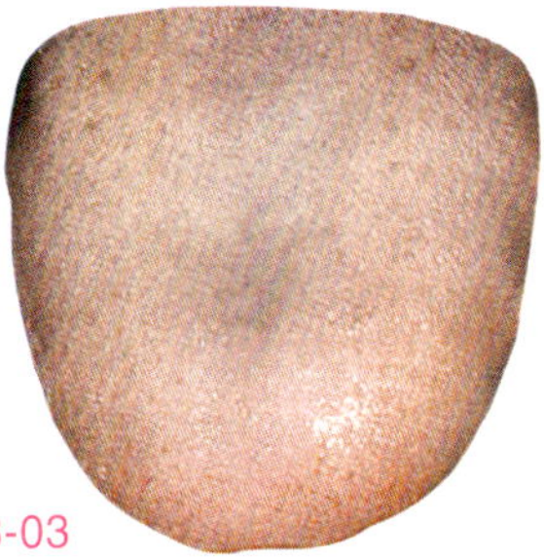

图2-03-03

◆ 舌淡苔薄，为气虚引起月经先期舌象图示。其成因为劳倦过度，思虑过极，饮食失节，损伤于脾；中气虚弱，气不统血，肾气亏虚；致使月经提前而至 ◆

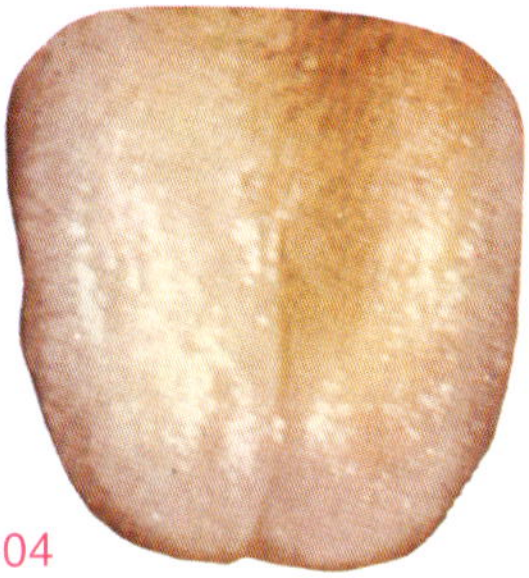

图2-03-04

◆ 舌红苔黄，为血热引起月经先期舌象图示。其成因为过食辛辣食物或助阳药物，热火入里，迫血下行，致使月经提前而至 ◆

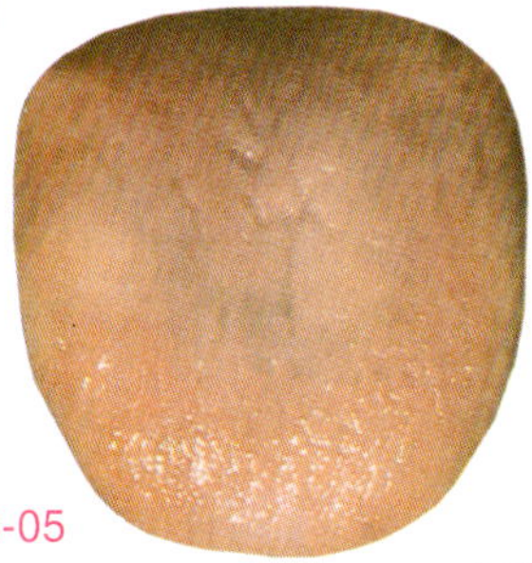

图2-03-05

◆ 舌红苔少，为阴虚血热引起月经先期舌象图示。其成因为久病阴亏，失血伤阴，水亏火旺或血海不宁，致使月经提前而至 ◆

（五）月经先期月经表象

导读：月经先期多是由血热引起。色淡量少为血虚有热；色深有块多是实热；色暗紫而深，多是肝气不舒、郁久化热。

- 经期短，量多，色淡，质稀，为气虚引起月经先期月经象。
- 经期短，量多，色深红而黏稠，为血热引起月经先期月经象。
- 经量多或量少，色红，质稠，为阴虚血热引起月经先期月经象。

（六）月经先期脉象

- 脉细弱，为气虚引起月经先期脉象。
- 脉数有力，为血热引起月经先期脉象。

（七）月经先期尿色表象

- 小便短黄，为血热引起月经先期尿象。

第四节 月经后期

一、月经后期概述

月经周期延后七天以上，甚或四五十日一行者，称月经后期。如每次仅延后三五天，或偶然延后一次，下次仍如期来潮；青春期月经初潮后数月内，或更年期月经终止前，经期时有延后，如无其他证候者；均不作月经后期论。

二、月经后期体表映象

（一）月经后期体象

◆ 小腹胀，或胸腹、两胁、乳房胀痛，为气滞引起月经后期体象。

◆ 舌淡红，苔薄白，为气滞引起月经后期舌象图示。其成因为抑郁伤肝，疏泄不及，气机不畅；运行迟涩，冲任欠通，血海不能如期而满；而致经期延后 ◆

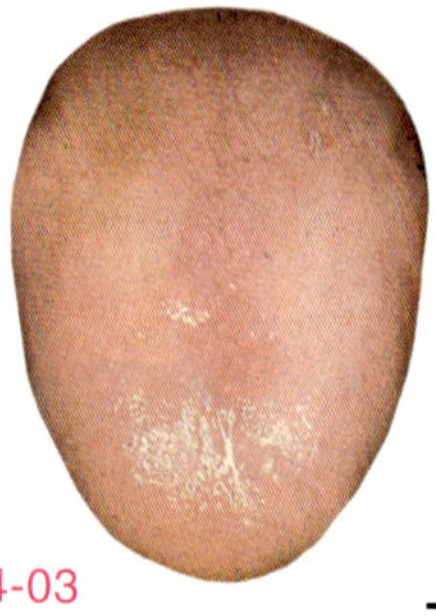
图2-04-03

◆ 舌淡苔白，为虚寒引起月经后期舌象图示。其成因为久病伤阳，气血生化不足，血海不能按时满溢，而致经期延后 ◆

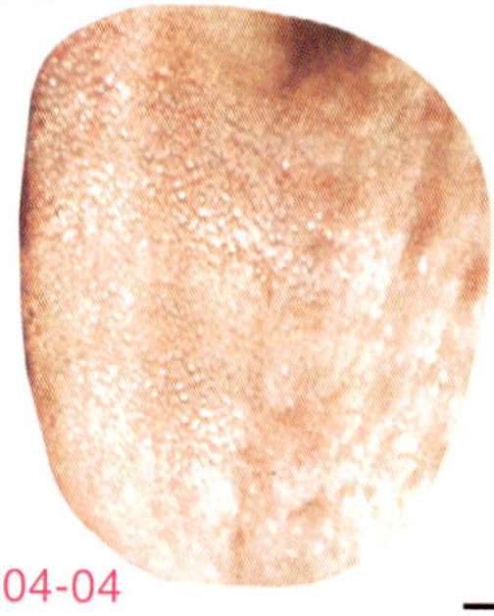
图2-04-04

◆ 舌苔白，为血寒引起月经后期舌象图示。其成因为外感寒邪或过食寒凉，血气寒凝，运行不畅，而致经期延后 ◆

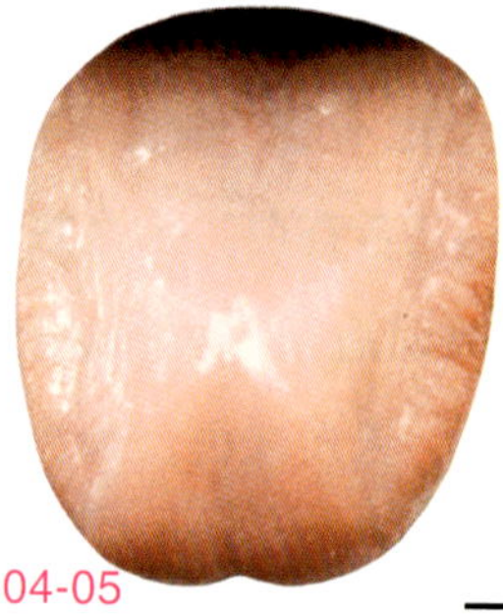
图2-04-05

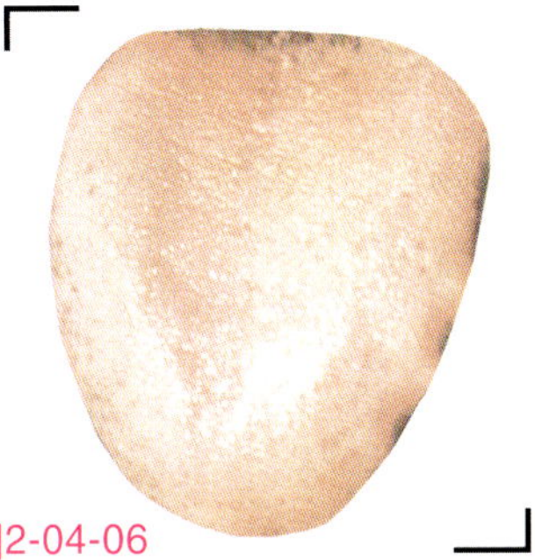

图2-04-06

◆ 舌质淡白，为血虚引起月经后期舌象图示。其成因为久病体虚，或产乳过多；长期慢性失血；或饮食劳倦，思虑伤脾；而致经期延后 ◆

（五） 月经后期耳部表象

月经后期耳诊常用穴位：内生殖器穴、内分泌穴。(见图2-04-07)

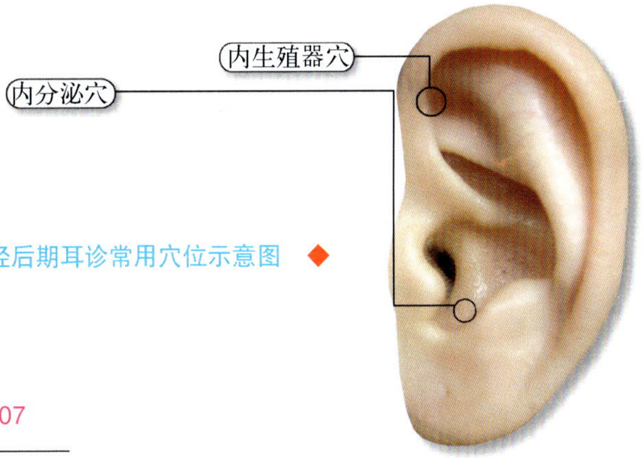

◆ 月经后期耳诊常用穴位示意图 ◆

图2-04-07

◆ 耳部内生殖器穴触及凹凸不平感，压痛明显；内分泌穴亦有压痛；为月经后期耳象。

（六） 月经后期月经表象

- 经量少，色暗红，有小块，为气滞引起月经后期月经象。
- 经量少，色淡红，质清稀，无块，为虚寒引起月经后期月经象。

（七） 月经后期脉象

- 脉弦，为气滞引起月经后期脉象。
- 脉沉迟或细弱，为虚寒引起月经后期脉象。
- 脉沉紧，为血寒引起月经后期脉象。
- 脉细弱，为血虚引起月经后期脉象。

（八） 月经后期尿象

- 小便清长，为虚寒引起月经后期尿象。

第五节
月经先后不定期

一、月经先后无定期概述

月经不按周期来潮，提前或延后在七天以上，称月经先后无定期。本病可连续两三个周期提前又见一次退后，亦可能两三个周期推后又见一次提前，无一定规律，故又称为经乱。如仅提前或延后三五天，不作月经先后无定期论。

月经先后不定期多由心情不畅以致肝气不舒或身体虚弱、肾气不足引起。

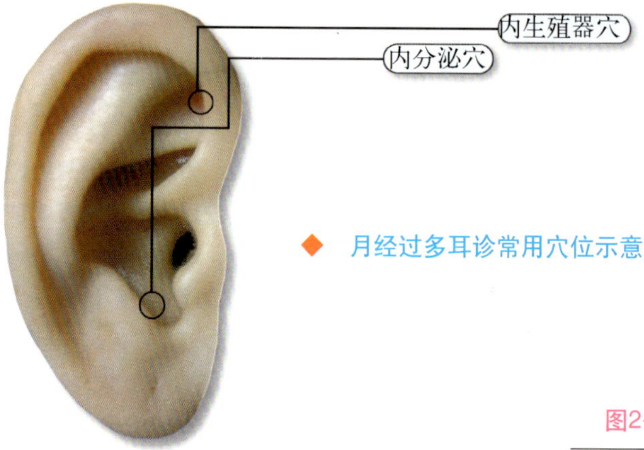

◆ 月经过多耳诊常用穴位示意图 ◆

图2-06-05

（六） 月经过多月经表象

◆ 经量多，色淡红，质清稀，为气虚引起月经过多月经象。

◆ 经量多，色紫黑，有血块或小腹疼痛拒按，血块排出后疼痛减轻，为血瘀引起月经过多月经象。

◆ 经量多，色鲜红或深红，质稠黏有光泽，间有血块，为血热引起月经过多月经象。

◆ 经量多，色深红，质稠，或伴周期提前，或八九日始止，为虚热引起月经过多月经象。

（七） 月经过多脉象

◆ 脉细弱，为气虚引起月经过多脉象。

- 脉滑数，为血热引起月经过多脉象。
- 脉细涩，为血瘀引起月经过多脉象。
- 脉细数，为虚热引起月经过多脉象。

（八） 月经过多尿象

- 尿黄，为血热引起月经过多尿象。

第七节 月经过少

一、月经过少概述

经血排出量明显减少，甚至点滴即净；或行经时间过短，不足两天，经量也减少；称月经过少，亦称月水滞涩、经量过少、经少、经候微少、经行微少等。

二、月经过少体表映象

（一） 月经过少体象

◆ 头晕眼花，心悸耳鸣，气短无力，纳少便溏，为血虚引起月经过少体象。

◆ 小腹冷痛，得热则减，有临经感寒冷病史，为血寒引起月经过少体象。

◆ 小腹胀痛拒按，血块排出后胀痛减轻，为血瘀引起月经过少体象。

◆ 腰膝酸软，头晕耳鸣，足跟作痛，为肾虚引起月经过少体象。

◆ 小腹胀痛或胸胁、乳房胀痛，为气滞引起月经过少体象。

◆ 形体肥胖，胸闷呕恶，或白带多而黏腻，为痰湿引起月经过少体象。

（二） 月经过少面部表象

◆ 面色萎黄，无光泽，为血虚引起月经过少面象。

（三） 月经过少手部表象

◆ 子宫区两侧有暗白色斑点，为月经过少手象。（见图2-07-01）

◆ 子宫区两侧有淡白或萎黄不泽的斑点，为月经过少手象。（见图2-07-02）

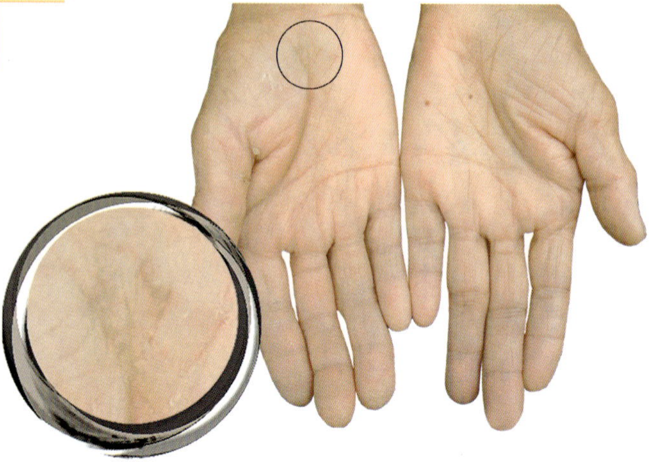

图2-07-01

◆ 子宫区两侧有暗白色斑点，为月经过少手象 ◆

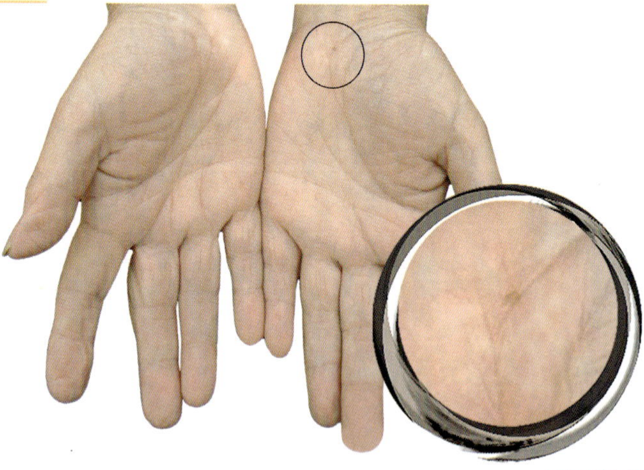

图2-07-02

◆ 子宫区两侧有淡白或萎黄不泽的斑点，为月经过少手象 ◆

（四）月经过少舌部表象

◆ 舌质正常，苔白，为血寒引起月经过少舌象。(见图2-07-03)

◆ 舌淡苔白，为血虚引起月经过少舌象。其成因为素体血虚，或大病、久病伤血；或饮食劳倦；思虑伤脾；而致经量减少。(见图2-07-04)

◆ 舌淡苔薄，为肾虚引起月经过少舌象。其成因为禀赋素弱、少年肾气未充；或人工流产，屡孕屡堕；房劳伤肾；以致肾气不足，血海不盈，而致经量减少。(见图2-07-05)

◆ 舌质正常，舌边有瘀点，为气滞引起月经过少舌象。其成因为感受寒邪；或气滞血瘀，血行不畅；而致经量减少。(见图2-07-06)

◆ 舌质淡，苔白腻，为痰湿引起月经过少舌象。其成因为脾失健运，湿聚成痰；或血不畅行；而致经量减少。(见图2-07-07)

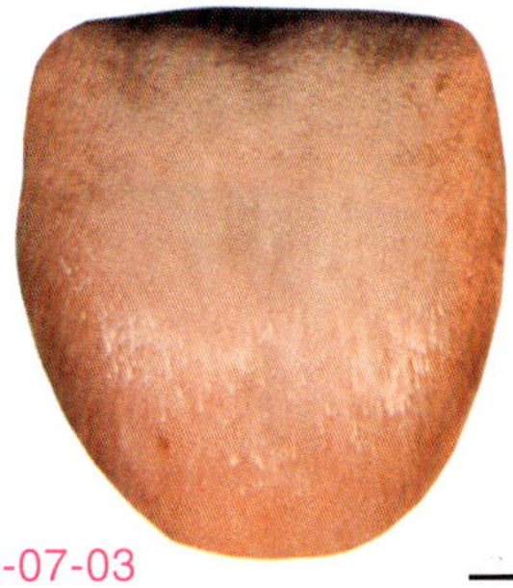

图2-07-03

◆ 舌质正常，苔白，为血寒引起月经过少舌象图示 ◆

（六） 月经过少月经表象

◆ 经量少，色黯，质正常或清稀，有块，排出不畅，为血寒引起月经过少月经象。可伴经期延后。

◆ 经量少或点滴即净，色淡无块，为血虚引起月经过少月经象。

◆ 经量少，色紫黑，有血块，为血瘀引起月经过少月经象。

◆ 经量少，色淡红或暗红，质薄，为肾虚引起月经过少月经象。可伴月经初潮过迟，或月经周期落后。

◆ 经水涩少，行而不爽，经色正常或黑红有块，为气滞引起月经过少月经象。可伴经期延后。

◆ 经量少，色淡红，质黏腻如痰，为痰湿引起月经过少月经象。可伴月经周期延后，平素带下量多。

（七） 月经过少尿象

◆ 小腹冷，夜尿多，为肾虚引起月经过少尿象。

（八） 月经过少脉象

◆ 脉细，为血虚引起月经过少脉象。

◆ 脉沉紧，或沉弱，为血寒引起月经过少脉象。

◆ 脉沉弱或沉细，为肾虚引起月经过少脉象。

◆ 脉弦或弦涩，为气滞引起月经过少脉象。

◆ 脉滑，为痰湿引起月经过少脉象。

第八节
功能性子宫出血

一、功能失调性子宫出血概述

功能失调性子宫出血(简称功血)，指经诊查无肿瘤、炎症、外伤或全身出血性疾病等异常情况存在，而是由内分泌失调引起的子宫出血，包括月经过多及月经期延长。

注：本书中子宫疾病分论——子宫内膜增生、子宫出血与本节功能性子宫出血，尽管都阐述了子宫出血，但其病因病理是不一样的。将本书中这三节的子宫出血从体表映象中分辨清楚有利于对症治疗。

二、功能失调性子宫出血体表映象

（一） 功能失调性子宫出血面部表象

◆ 面部呈贫血貌，为功能失调性子宫出血面象。

（二） 功能失调性子宫出血耳部表象

功能失调性子宫出血耳诊常用穴位：内分泌穴、内生殖器穴、脾穴。（见图2-08-01）

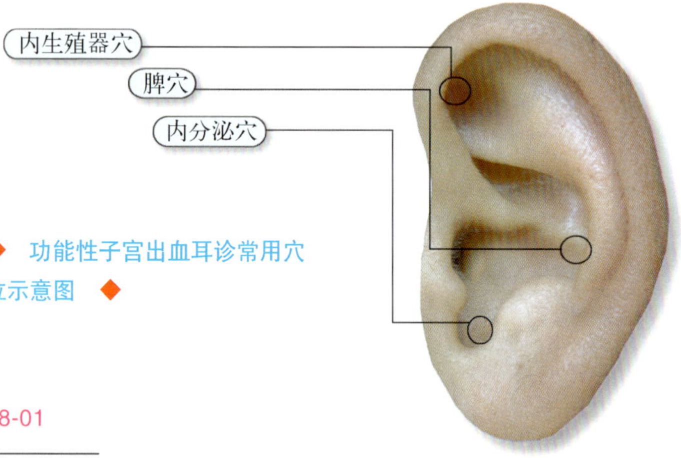

◆ 功能性子宫出血耳诊常用穴位示意图 ◆

图2-08-01

◆ 耳部内生殖器穴呈鲜红色，毛细血管网状怒张，水肿；内分泌穴呈点状暗红色；内生殖器穴、内分泌穴、脾穴均压痛明显；为功能失调性子宫出血耳象。

第九节
痛经

一、痛经概述

妇女正值经期或行经前后，出现周期性小腹疼痛，或痛引腰骶，甚则剧痛昏厥；严重时伴恶心、呕吐、四肢冷；称痛经，亦称经行腹痛。痛经通常分原发性和继发性两类。发生在月经初潮或初潮后不久，生殖器官无明显器质性病变的痛经，称原发性痛经，多见于未婚妇女；生殖器官有器质性病变，如子宫内膜异位症、盆腔炎症等引起的痛经，为继发性痛经。

本病与精神紧张等心理因素有密切关系。症状多为腹痛、下腹绞痛，可伴有腰酸腿软、恶心、呕吐或其他不适。

二、痛经体表反射映象

（一） 痛经体象

◆ 胸胁、乳房作胀，为气滞血瘀引起痛经体象。

◆ 腰腿酸软，为阳虚内寒引起痛经体象。

◆ 神疲乏力、食欲不振、纳少便溏，为气血虚弱引起痛经体象。

◆ 头晕、眼花、耳鸣、腰酸、小腹空坠不温或潮热，为肝肾虚损引起痛经体象。

◆ 低热时起时伏，为湿热下注引起痛经体象。

（二） 痛经人中表象

◆ 人中色青，为阳虚内寒引起痛经人中象。

◆ 人中隐现紫红色，为气滞血瘀引起痛经人中象。

经验：人中沟上端宽，下端窄，似倒梯形，提示子宫前位或前屈，常有经行胀痛；人中沟上端甚窄，下端宽阔，呈八字形，提示子宫后倾，常表现经行腰痛，多见矮胖体型引起。

（三） 痛经手部表象

◆ 手形偏小，掌色黄白，掌部纹线变浅，生命线尾部散乱，为痛经手象。（见图2-09-01）

◆ 生命线尾部断裂或有“十”字、“米”字样纹，为痛经手象。（见图2-09-02）

◆ 子宫区纹理紊乱，出现似皮肤增厚的小片黄褐色暗斑，为痛经手象，子宫区有青筋显露，提示行经不畅。(见图2-09-03)

(四) 痛经甲部表象

◆ 只有一二个指甲有月痕弧影，其余指甲都没有，为痛经手象。表现为身体状况虚弱，经前腹痛，腰酸痛，带下清稀等。(见图2-09-04)

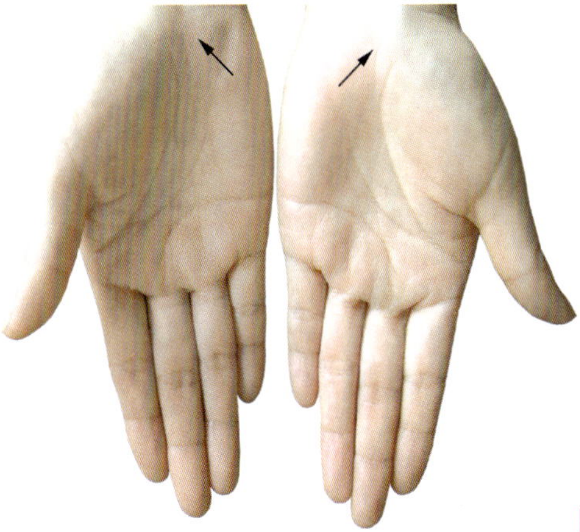

图2-09-01

◆ 手形偏小，掌色黄白，掌部纹线变浅，生命线尾部散乱，为痛经手象图示 ◆

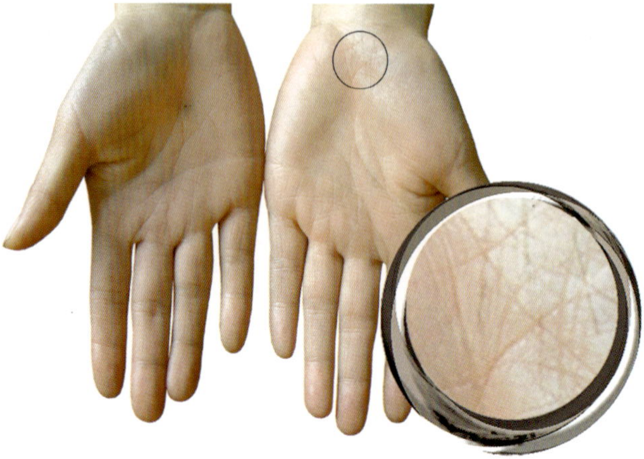

图2-09-02

生命线尾部断裂或有“十”字、“米”字样纹，为痛经手象图示

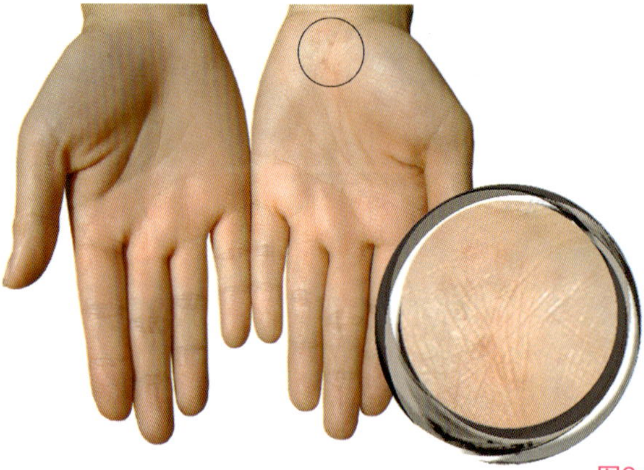

图2-09-03

子宫区纹理紊乱，出现似皮肤增厚的小片黄褐色暗斑，为痛经手象图示。子宫区有青筋显露，提示行经不畅

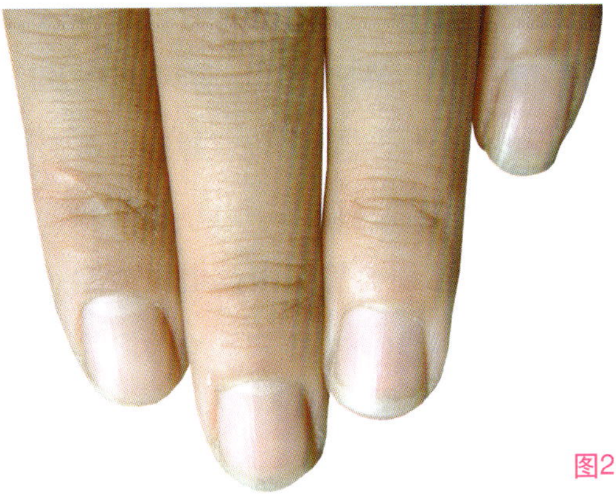

图2-09-04

◆ 有一个指甲有月痕弧影，其余指甲都没有，为痛经手象图示。表现为身体状况虚弱，经前腹痛，腰酸痛，带下清稀等 ◆

（五） 痛经耳部表象

痛经耳诊常用穴位：内生殖器穴、肾穴、肝穴、内分泌穴、三角窝、盆腔穴、艇中穴、腹穴。(见图2-09-05)

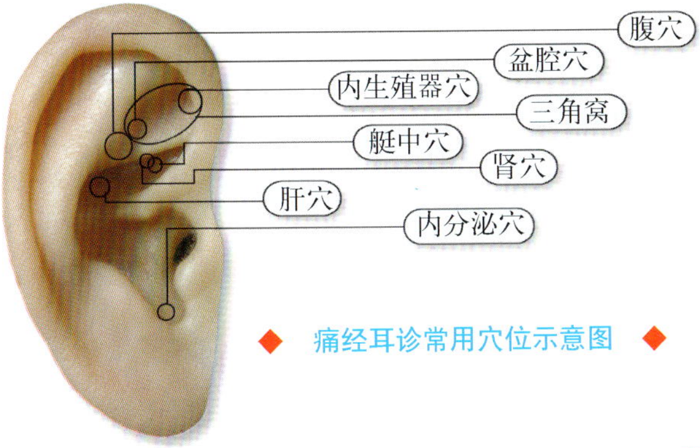

◆ 痛经耳诊常用穴位示意图 ◆

图2-09-05

◆ 舌质淡，苔薄白，为气血虚弱引起痛经舌象图示。其成因为脾胃虚弱，或大病久病，气血俱虚，而致痛经 ◆

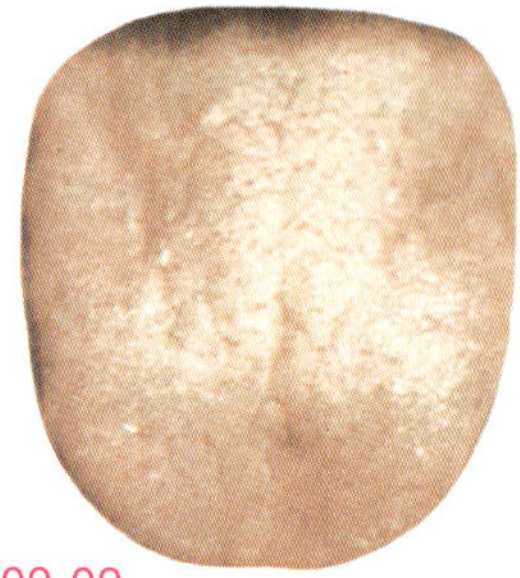

图2-09-09

◆ 苔薄黄，为肝肾虚损引起痛经舌象图示 ◆

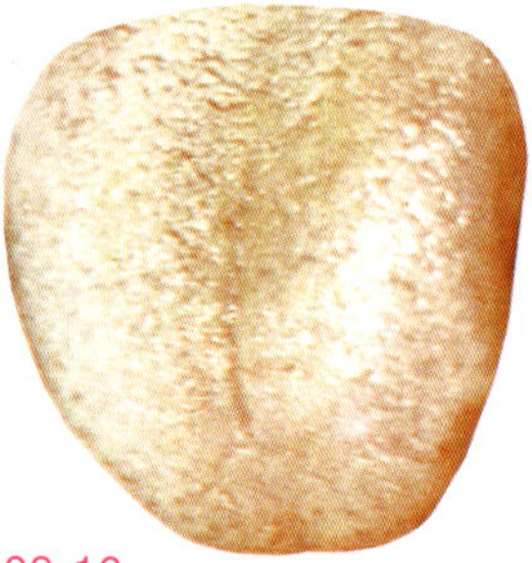

图2-09-10

◆ 舌红，苔黄腻，为湿热下注引起痛经舌象图示 ◆

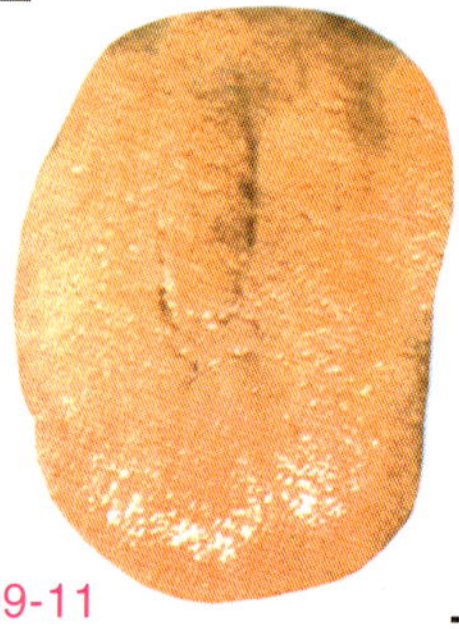

图2-09-11

（七） 痛经月经表象

◆ 每于经前一二日或经期中小腹胀痛，拒按，量少或行经不畅；经色紫暗有块，血块排出疼痛可减；经净后疼痛自消；为气滞血瘀引起痛经月经象。

◆ 经期或经净后小腹冷痛喜按；得热痛减；量少，经色暗淡；或畏寒身痛；为阳虚内寒引起痛经月经象。

◆ 经前、经期或经净后小腹隐痛，喜揉按，经量少，色淡、质薄，为气血虚弱引起痛经月经象。

◆ 经期或经净后一二日内小腹绵绵作痛；经色暗淡，量少而质薄；为肝肾虚损引起痛经月经象。

◆ 经前、经期小腹胀痛，拒按，有灼热感，伴有腰骶部胀痛，或平时小腹部时痛，经来疼痛加剧；经色暗红，质稠有块；平时带下色黄或有秽臭；为湿热下注引起痛经月经象。

（八） 痛经脉象

◆ 脉弦或弦滑，为气滞血瘀引起痛经脉象。

◆ 脉沉，为阳虚内寒引起痛经脉象。

◆ 脉细弱，为气血虚弱引起痛经脉象。

◆ 脉细弱或沉细，为肝肾虚损引起痛经脉象。

◆ 脉弦数或濡数，为湿热下注引起痛经脉象。

（九） 痛经尿象

◆ 小便短黄，为湿热下注引起痛经尿象。

◆ 小便清长，为阳虚内寒引起痛经尿象。

（十） 痛经足部表象

◆ 足部子宫、生殖腺(卵巢)等反射区有瘀斑或皮疹，触及有压痛和小结节泥沙样沉积物，为痛经足象。

第十节
闭经

一、闭经概述

产生闭经的原因很多，主要有原发性闭经、继发性闭经、病理性闭经、生理性闭经、真性闭经和假性闭经。

女子年逾18周岁月经尚未初潮，称原发性闭经；曾有过正常月经，而又中断达3个月以上的，称继发性闭经。因卵巢、子宫、阴道、生殖器发育不良或因控制性激素分泌的下丘脑和垂体前叶障碍引起的，称病理性闭经；妊娠期、哺乳期、绝经后的闭经以及少女初潮后1年以内有闭经的，称生理性闭经；因精神因素、营养不良、贫血、结核、刮宫过度、内分泌功能紊乱等造成无月经状态的，称真性闭经；因先天发育不良和后天损伤引起下生殖道粘连闭锁导致月经排不出来的，称假性闭经，也称隐性闭经。

二、闭经体表映象

（一） 闭经体象

◆ 体质虚弱，腰酸腿软，头晕耳鸣，为肝肾不足引起闭经体象。

◆ 头昏眼花，心悸气短，神疲肢软，或食欲不振，毛发不泽易脱落，羸瘦萎黄，为气血虚弱引起闭经体象。

◆ 精神抑郁，烦躁易怒，胸胁胀满，少腹胀痛或拒按，为气滞血瘀引起闭经体象。

◆ 形体肥胖，胸胁满闷，呕恶多痰，或面浮足肿，或带下量多色白，为痰湿阻滞引起体象。

（二） 闭经人中表象

◆ 人中浅而窄，为闭经人中象。

◆ 人中色淡白，皮薄干枯，为血枯闭经人中象。

◆ 人中沟缘略隆起或不明显，沟道浅而平坦，为闭经人中象。提示后天性子宫萎缩，质硬，活动较差，常表现经期紊乱，经量逐渐减少，而致闭经。

（三） 闭经手部表象

◆ 掌部肌肉软胖，各丘丰满隆起；震位凹陷，并伴有“米”字样纹；为闭经手象。（见图2-10-01）

◆ 生命线尾部出现岛状形纹、“米”字样纹或方格形纹，坎位纹理散乱，腕横纹呈锁链状或断缺，生殖线延长或线上有岛纹，为闭经手象。（见图2-10-02）

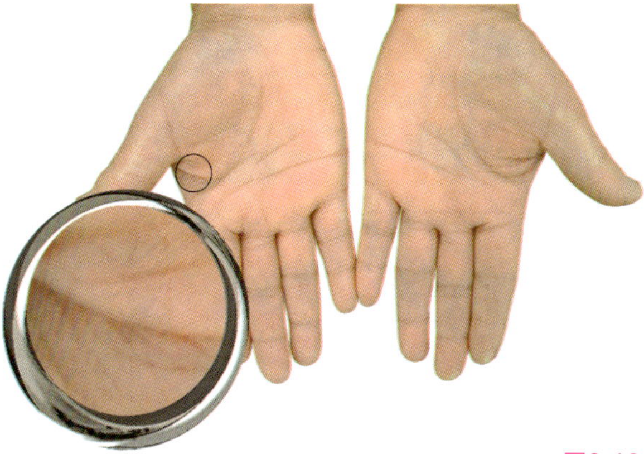

图2-10-01

掌部肌肉软胖，各丘丰满隆起；震位凹陷，并伴有“米”字样纹；为闭经手象图示

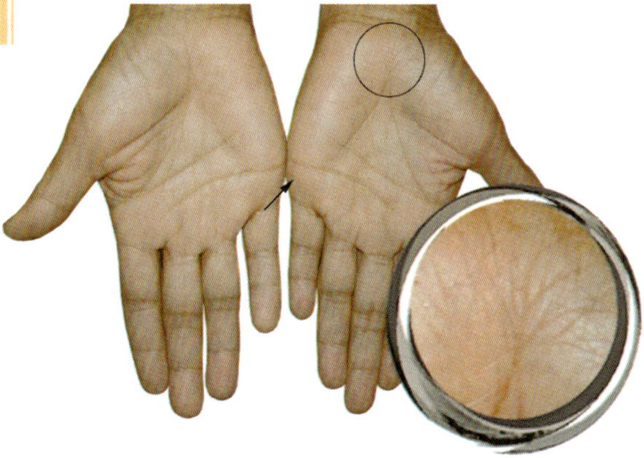

图2-10-02

生命线尾部出现岛状形纹，坎位纹理散乱，腕横纹断缺，生殖线延长，为闭经手象图示

◆ 舌边紫暗，为气滞血瘀引起闭经舌象图示。其成因为七情内伤，肝气郁结不达，气血瘀滞；或因经、产之时，血室正开，感受风冷寒邪，内伤寒凉生冷，血为寒凝而瘀；而成闭经 ◆

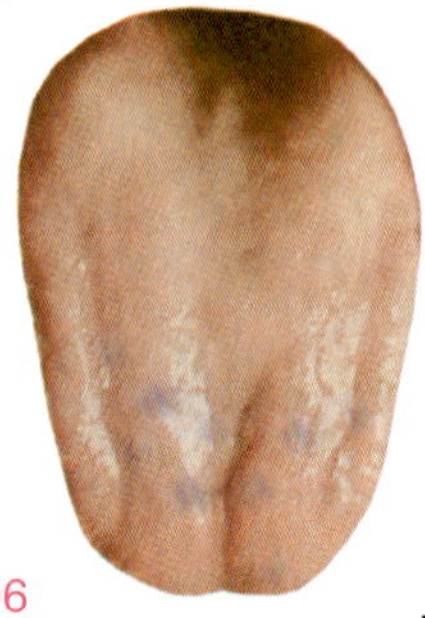

图2-10-06

◆ 苔腻，为痰湿阻滞引起闭经舌象图示 ◆

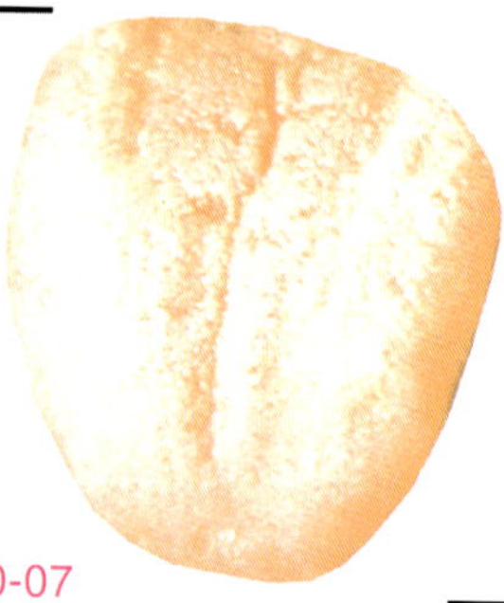

图2-10-07

（六） 闭经月经表象

◆ 经期逐渐后延，量少，经色淡而质薄，继而停闭不行，为气血虚弱引起闭经月经象。

（七）闭经脉象

- 脉沉弱或细涩，为肝肾不足引起闭经脉象。
- 脉沉缓或虚数，为气血虚弱引起闭经脉象。
- 脉沉弦或沉涩，为气滞血瘀引起闭经脉象。
- 脉滑，为痰湿阻滞引起闭经脉象。

第三章

更年期综合征体表映象

目录

第一节
更年期知识

一、更年期综合征概述

更年期综合征是指更年期妇女因卵巢功能逐渐减退直至消失，而引起内分泌失调和植物神经功能紊乱的症状。年轻女性因卵巢切除或放射线治疗后，也有类似症状，且更明显。

更年期综合征常伴有类似神经衰弱症状，容易与神经衰弱相混淆。但更年期综合征主要在更年期发病，并伴有明显的植物神经和内分泌功能紊乱，特别是性功能的变化。女性大约在45～55岁前后(男性大约在50～60岁前后)出现更年期综合征。借此可与神经衰弱相区别。

更年期综合征的典型症状有：月经骤然停止或逐渐减少以至停止，出现不规则子宫出血，第二性特征减退(乳房、外阴、骨盆底萎缩)，有时出现植物神经功能失调的症状，如情绪易激动、血压不稳定等；也可发生新陈代谢障碍和内分泌平衡失调等现象。

中医学称更年期综合征为“断经前后诸证”、“绝经前后诸证”等;认为其发病原因是由于肾气渐衰，冲任亏虚，精血不足，阴阳失调等脏腑功能紊乱所致。

二、更年期综合征的主要表现

从中年到老年，是每个人的必经阶段，但不是所有的人都有明显的更年期症状。一般来讲，平时性格内向，敏感，多疑，任性，孤傲。长期或近期有精神因素影响的，进入更年期后随着机体代谢和内分泌功能减退，易有精神障碍、神经失调等表现。

（一） 内分泌和植物神经功能紊乱

主要表现为月经紊乱、性功能减退、情绪不稳、心慌、手颤抖、头晕，头痛；对声、光刺激敏感，疲倦乏力，四肢发麻，阵发性面部潮红，四肢发凉，食欲减退，多汗，失眠，多梦，记忆力减退。

绝经期前，月经紊乱是更年期妇女的典型症状。月经周期变化不规则，经量减少或增多，最后月经停止。绝经后生殖道萎缩。

胃肠功能失调表现为食欲减退，皮肤感觉异常，关节酸痛，头晕目眩，耳鸣，注意力不集中；胃部不适和便秘以及神经衰弱等症状。

（二） 心血管系统功能紊乱

由于血管功能失调，血压升高或不稳，心慌发闷，气短，心跳加快，有时头晕，每天可发生几次或几十次，并多在夜间发作，提示易患冠心病、高血压、高血脂、皮肤黏膜萎缩弹性减弱、乳房萎缩及尿频等疾病。

（三） 新陈代谢变化引起的症状

新陈代谢变化引起的症状，主要表现为：

◆ 代谢紊乱：食欲亢进、血糖升高、尿糖、轻度浮肿、体形肥胖，尤其是腹部及臀部等处脂肪堆积，皮肤感觉异常。

◆ 关节疼痛：尤其是膝关节疼痛较为明显。

◆ 骨质疏松：主要表现为腰背痛、关节酸痛。

◆ 性生理改变：外生殖器萎缩、阴道黏膜变薄、阴毛及腋毛脱落、性欲衰退、阴道分泌物减少、性交时出现疼痛感、性功能减退或亢进、月经变化。

◆ 精神因素：患者在不愉快的精神因素刺激下，可能有癔病样发作，患者全身挺直、四肢抽动等。本病上述症状可持续较长时间，然后逐渐康复；但也有一部分患者可进一步发展为较严重的更年期忧郁症或更年期偏执状态。

附：男子更年期综合征

男子更年期综合征肾虚为其根源，并与心、肝、脾诸脏的功能关系密切，它们互相影响，互为因果。临床表现为脾气急躁、易怒，有的可能变得沉默寡言、性情孤僻、猜疑、喜怒无常等。一般为燥热、不安、

部由岛纹束结或形成一个大三角形，为更年期综合征手象。若智慧线呈现时浅时深的寸断状纹线，多伴随头痛。(见图3-01-03)

◆ 生命线下端外侧有三角型纹形成；玉柱线呈弯曲状，下端有一细线向小指伸去；为更年期综合征手象。表示其人感情脆弱，易激动、易抑郁交替出现。(见图3-01-04)

◆ 掌部纹线中处处可以见到隐现的赤白色杂斑纹，为更年期综合征手象。(见图3-01-05)

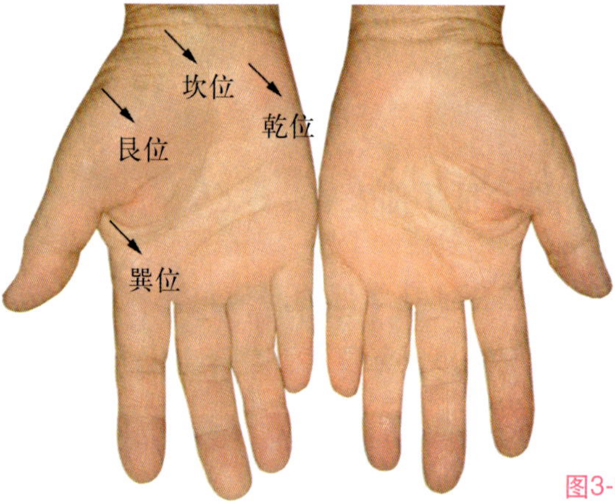

图3-01-01

◆ 掌赤红，尤以乾位、巽位明显；艮位发青；坎位凹陷；小鱼际松软，外缘膨胀呈圆弧状；为更年期综合征手象图示 ◆

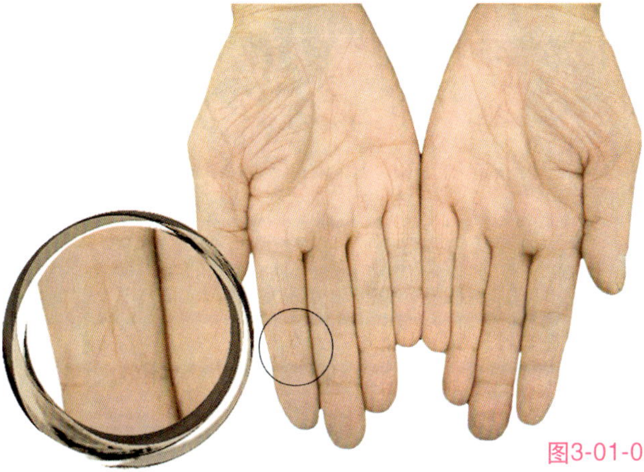

图3-01-02

◆ 食指第二指节出现“米”字样纹，各主线被浅细不一的干扰线切过，为更年期综合征手象图示 ◆

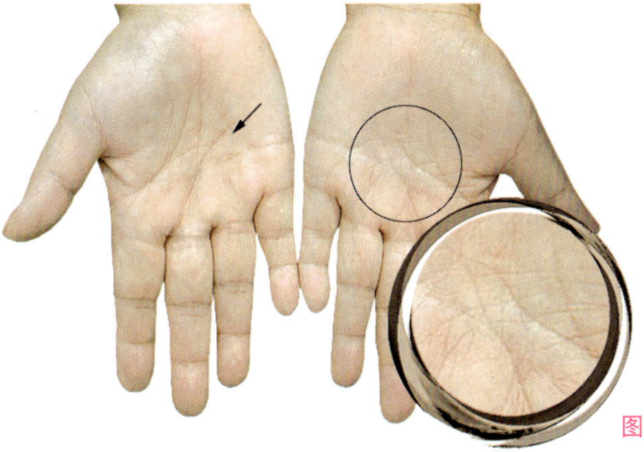

图3-01-03

◆ 感情线杂乱无章，智慧线上有很多细小紊乱的横纵纹理，尾部由岛纹束结或形成一个大三角形，为更年期综合征手象图示。若智慧线呈现时浅时深的寸断状纹线，多伴随头痛 ◆

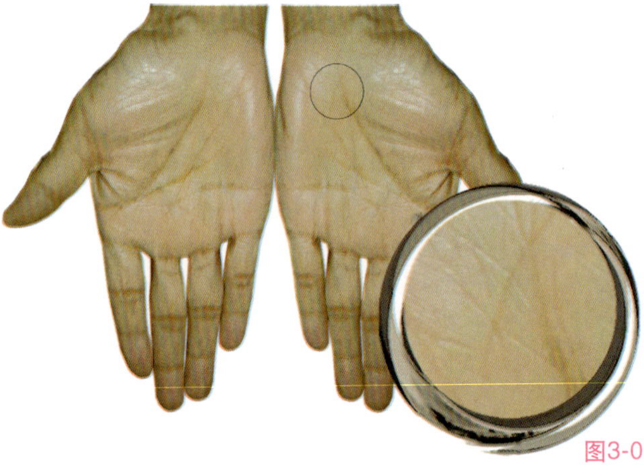

图3-01-04

◆ 生命线下端外侧有三角型纹形成；玉柱线呈弯曲状，下端有一细线向小指伸去；为更年期综合征手象图示。表示其人感情脆弱，易激动、易抑郁交替出现 ◆

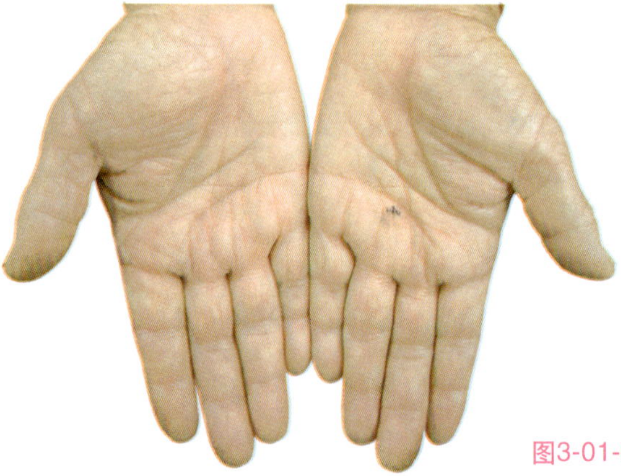

图3-01-05

◆ 掌部纹线中处处可以见到隐现的赤白色杂斑纹，为更年期综合征手象图示 ◆

经验：赤色表明是出血性的冷感症，白色表明是贫血症。由于这些病变，人就会表现得情绪烦躁、易怒、不安；如金星丘附近的静脉呈现出紫色的浮动状，表示其人易肩酸痛、便秘。

（六）更年期综合征舌部表象

◆ 舌质紫，或舌尖红，有瘀斑，苔薄白，为更年期综合征舌象。（见图3-01-06）

◆ 舌质红、少苔，为肾阴虚型更年期综合征舌象。多因在绝经前后，肾气渐衰，素体阴虚，或数脱于血；多产、房劳、情志不畅、郁而化热；而致肝肾阴虚。（见图3-01-07）

◆ 舌质淡，或胖嫩边有齿印，苔薄白，为肾阳虚型更年期综合征舌象。多因平素阳虚，过用寒凉药物，或过度贪凉取凉，而致肾阳虚。（见图3-01-08）

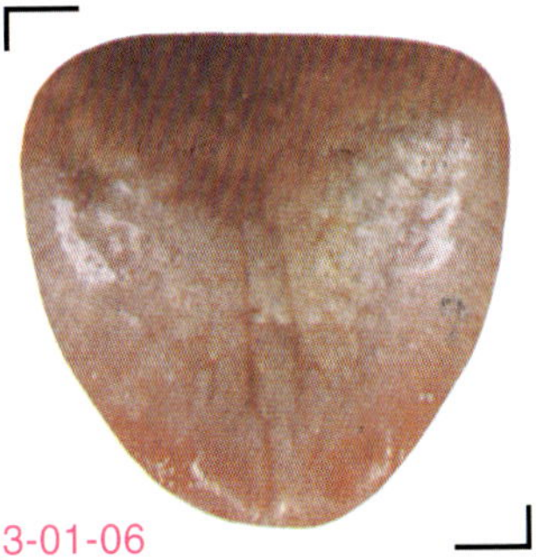

图3-01-06

◆ 舌质紫，有瘀斑，苔薄白，为更年期综合征舌象图示 ◆

◆ 舌质红、少苔，为肾阴虚型更年期综合征舌象图示。多因在绝经前后，肾气渐衰，素体阴虚，或数脱于血；多产、房劳、情志不畅、郁而化热；而致肝肾阴虚 ◆

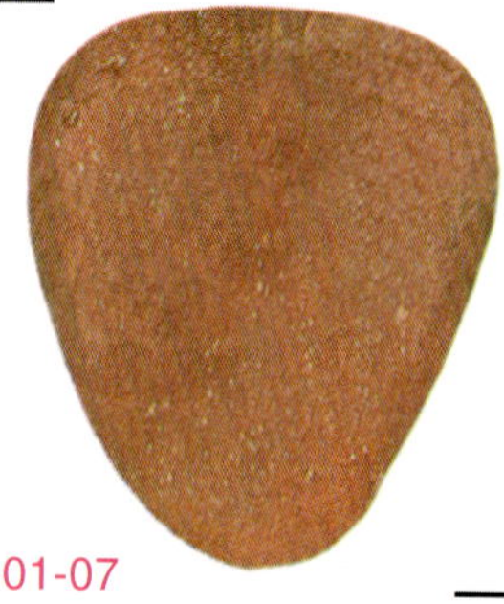

图3-01-07

◆ 舌质胖嫩边有齿印，苔薄白，为肾阳虚型更年期综合征舌象图示。多因平素阳虚，过用寒凉药物，或过度贪凉取凉，而致肾阳虚 ◆

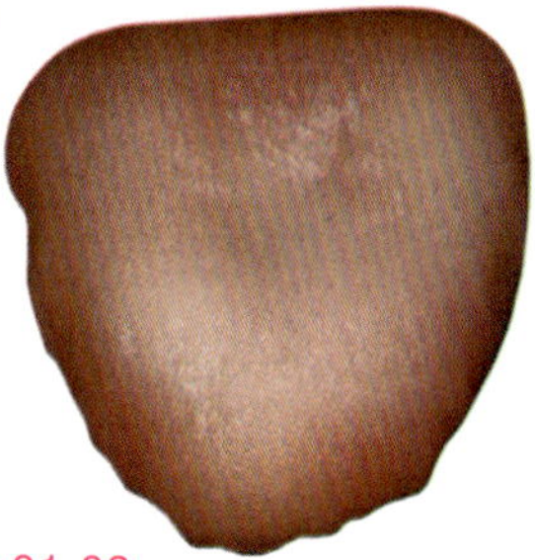

图3-01-08

（七）更年期综合征耳部表象

更年期综合征耳诊常用穴位：腹区、子宫穴、卵巢穴、甲状腺穴、副甲状腺穴、胰腺穴、肾穴。（见图3-01-09）

◆ 耳部腹区有血管浮显，为更年期综合征耳象。

◆ 耳部子宫穴、卵巢穴、甲状腺穴、副甲状腺穴、胰腺穴、肾穴等穴区有条索状物或泥沙样结节，呈阳性反应，有压痛，为更年期综合征耳象。

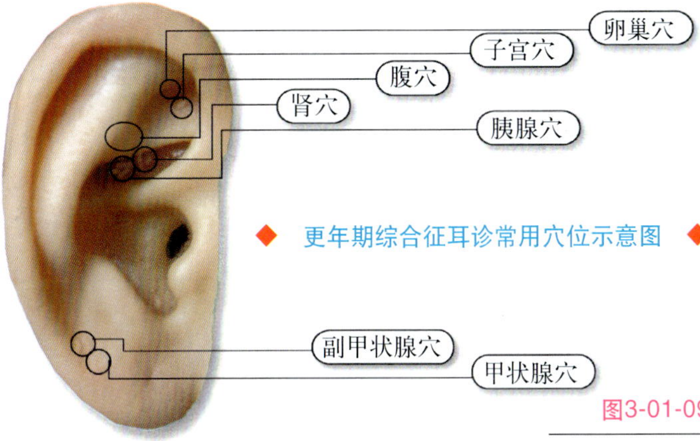

◆ 更年期综合征耳诊常用穴位示意图 ◆

图3-01-09

（八） 更年期综合征脉象

◆ 脉细数，为肾阴虚型更年期综合征脉象。

◆ 脉沉细无力，为肾阳虚型更年期综合征脉象。

（九） 更年期综合征月经表象

◆ 月经先期或先后不定，经色鲜红，量或多或少，为肾阴虚引起更年期综合征月经象。

◆ 经行量多，或崩中暴下，色淡或暗，有块，为肾阳虚引起更年期综合征月经象。

（十） 更年期综合征尿象

◆ 尿少色黄，为肾阴虚型更年期综合征尿象。

◆ 夜尿多、尿频或失禁，为肾阳虚型更年期综合征尿象。

（十一） 更年期综合征足部表象

◆ 足后跟痛，重者不能行走，为更年期综合征足象。

◆ 足部脱皮，丘疹、瘀斑；脚掌光润、偏红；为更年期综合征足象。

四、预防与治疗

1. 正确认识更年期

要对更年期有清醒的认识，明白这是人生道路上不可回避的一个阶段，像人们从少年步入青年时有一个青春期一样，是一种正常的生理现象。

2. 保持心理稳定

◆ 心情要愉快，精神要饱满，性格要开朗。

◆ 心情不愉快时，不要憋在心里，要想办法排遣，及时进行心理疏泄。

3. 陶冶性情

不要把生活局限在吃饭、睡觉、工作的小圈子里，要努力培养自己各种各样的业余爱好。

4. 坚持工作或劳动

不要因身体不适或精神不快放弃日常工作和劳动。劳动能够减轻更年期症状，长期在农村务农的农民更年期表现较少就证明了这一点。

5. 饮食调理

◆ 维生素和蛋白质含量高的食物应该成为主要食物，高糖、高脂肪和过咸的食物要少吃或不吃。

◆ 不暴饮暴食，不贪杯嗜酒，不吃生冷，避免导致停经、滑精等症状出现或加重。

6. 生活要有规律

要养成规律的生活习惯，吃饭、活动、睡觉都要讲求科学性，保持机体内环境的稳定。这里特别提请注意的是：

◆ 保证8小时的足够睡眠。

◆ 定时排便。

◆ 注意保暖下身。

◆ 晨起锻炼。

目录

第一节
不孕症

一、不孕症概述

女子结婚后夫妇同居2年以上，配偶生殖功能正常，未避孕而不受孕者，称原发性不孕。如曾生育或流产后，无避孕而又2年以上不再受孕者，称为继发性不孕。

女方不孕的主要原因是全身性疾病，如严重慢性病及内分泌失调或生殖器官疾病。

二、不孕症体表映象

（一） 不孕症体象

◆ 面色晦暗，腰酸腿软，性欲淡漠，为肾阳虚引起不孕症体象。

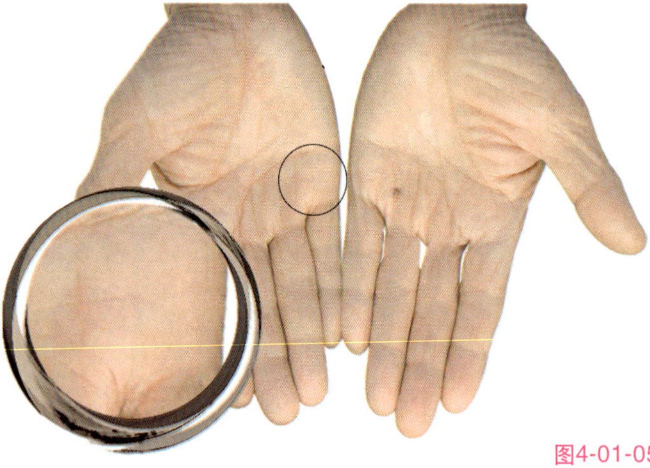

图4-01-05

◆ 只有1条生殖线或没有生殖线，为不孕症手象图示 ◆

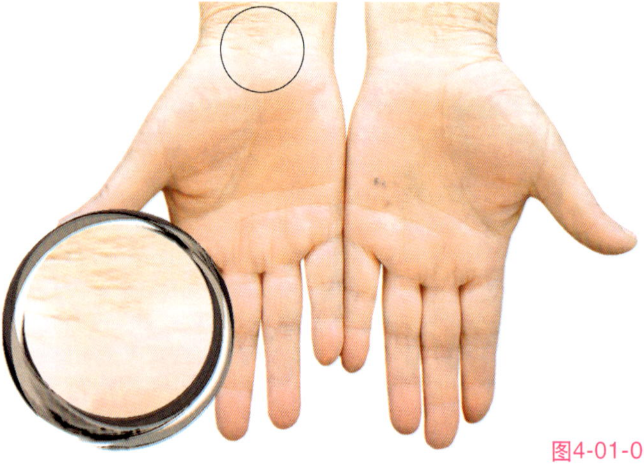

图4-01-06

◆ 腕横纹有断裂或模糊不清，小鱼际平坦，为不孕症手象图示 ◆

（五）不孕症指甲表象

◆ 食指指甲内侧有粗细凹凸条，甲缘粗糙，为卵巢功能障碍引起不孕症甲象。（见图4-01-07）

◆ 食指指甲外侧沿有黑条，甲周围皮肤粗糙，甲皮分离，为输卵管阻塞所致不孕症甲象。食指指甲同侧代表同侧病变。（见图4-01-08）

◆ 食指指甲尖、瘦、薄小，皮带紧缩，带小圆形，有月痕弧影，甲质薄或稍弯曲，为子宫发育不全所致不孕症甲象。（见图4-01-09）

◆ 食指指甲薄或厚无光泽；甲色苍白；皮囊薄、干瘪；皮带缩紧；甲缘呈锯齿形；为贫血引起不孕症甲象。（见图4-01-10）

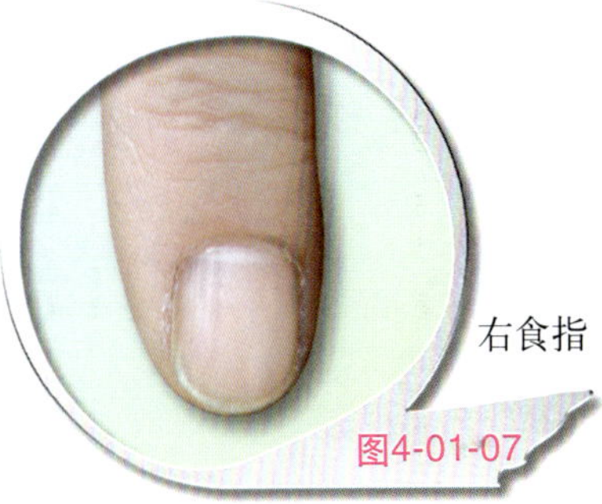

图4-01-07

◆ 食指指甲内侧有粗细凹凸条，甲缘粗糙，为卵巢功能障碍引起不孕症甲象图示 ◆

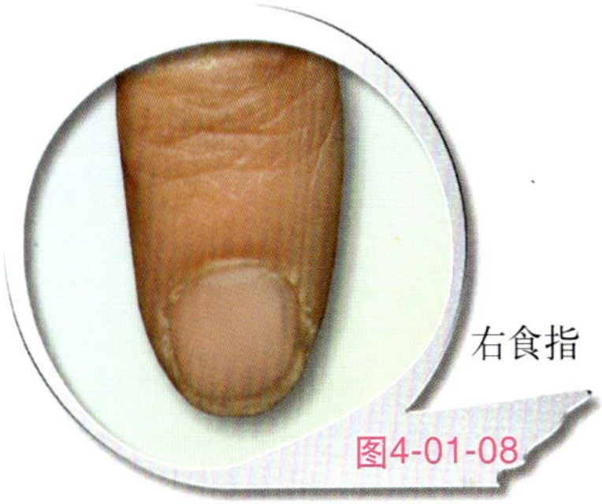

图4-01-08

◆ 食指指甲外侧沿有黑条，甲周围皮肤粗糙，甲皮分离，为输卵管阻塞所致不孕症甲象图示。食指指甲同侧代表同侧病变 ◆

◆ 食指指甲尖、瘦、薄小，皮带紧缩，带小圆形，有月痕弧影，甲质薄，为子宫发育不全所致不孕症甲象图示 ◆

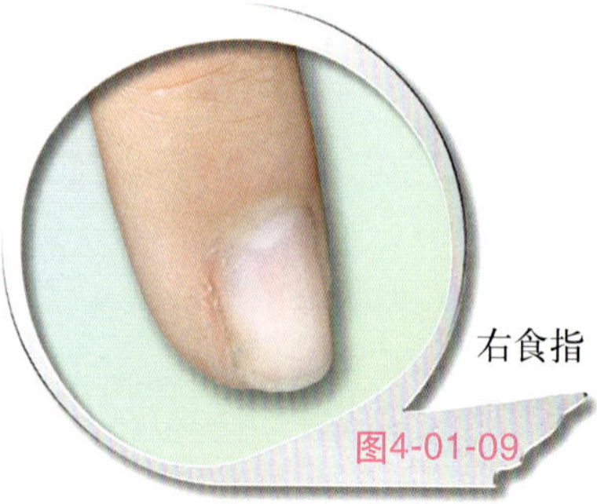

图4-01-09

◆ 食指指甲薄无光泽；甲色苍白；皮囊薄、干瘪；皮带缩紧；甲缘呈锯齿形；为贫血引起不孕症甲象图示 ◆

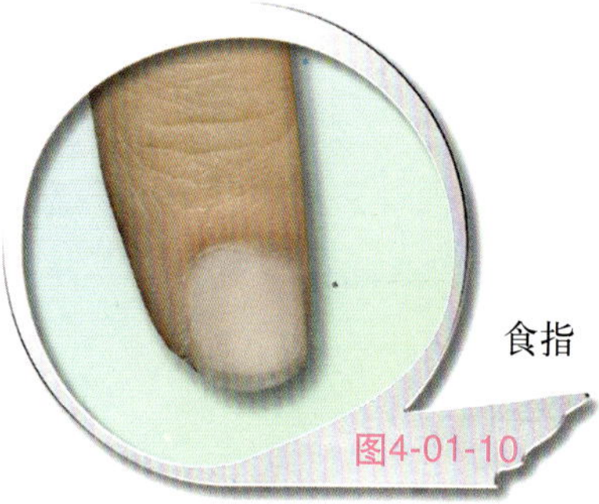

图4-01-10

经验：贫血引起一是指全身贫血，二是指子宫内贫血，即子宫组织血液供应不良，造成子宫内膜生长发育不良不利受孕。中医称之为“宫寒”，而不孕。

（六） 不孕症舌部表象

◆ 舌淡苔薄，为肾阳虚引起不孕症舌象。其成因为先天肾气不充，阳虚不能温煦子宫，子宫虚冷，以致不能摄精成孕。(见图4-01-11)

◆ 舌红，为肾阴虚引起不孕症舌象。其成因为肾阴不足，冲任失滋，子宫干涩或阴虚火旺，血海太热不能摄精成孕以致不孕。(见图4-01-12)

◆ 苔白腻，为痰湿引起不孕症舌象。其成因为形体肥胖，恣食膏粱厚味，脾虚不运，痰湿内生，气机不畅，胞脉受阻，以致不能摄精成孕。(见图4-01-13)

◆ 舌暗或紫，为血瘀引起不孕症舌象。其成因为瘀血阻滞胞宫冲任，以致不孕。(见图4-01-14)

◆ 舌质淡红或暗红，苔薄白，为肝郁引起不孕症舌象。其成因为情志不舒，肝失条达，气血失调，以致不孕。(见图4-01-15)

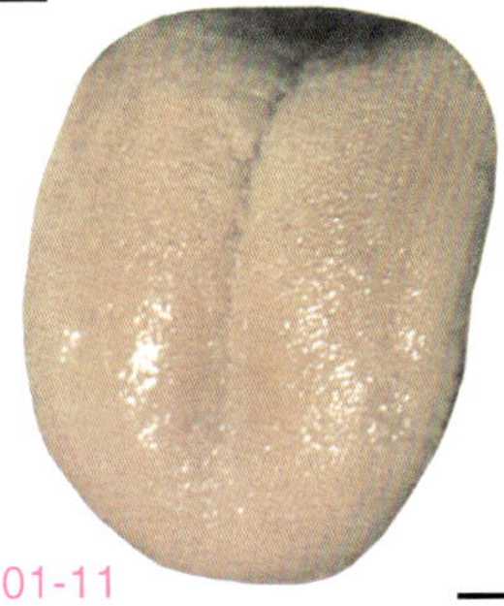
图4-01-11

◆ 舌淡苔薄，为肾阳虚引起不孕症舌象。其成因为先天肾气不充，阳虚不能温煦子宫，子宫虚冷，以致不能摄精成孕 ◆

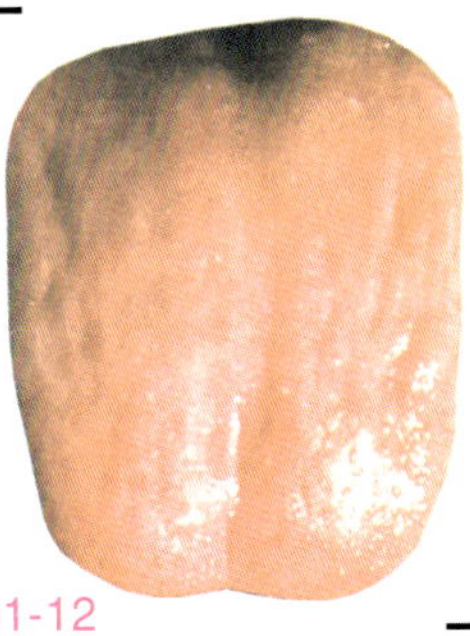
图4-01-12

◆ 舌红，为肾阴虚引起不孕症舌象。其成因为肾阴不足，冲任失滋，子宫干涩或阴虚火旺，血海太热不能摄精成孕以致不孕 ◆

◆ 苔白腻，为痰湿引起不孕症舌象。其成因为形体肥胖，恣食膏粱厚味，脾虚不运，痰湿内生，气机不畅，胞脉受阻，以致不能摄精成孕 ◆

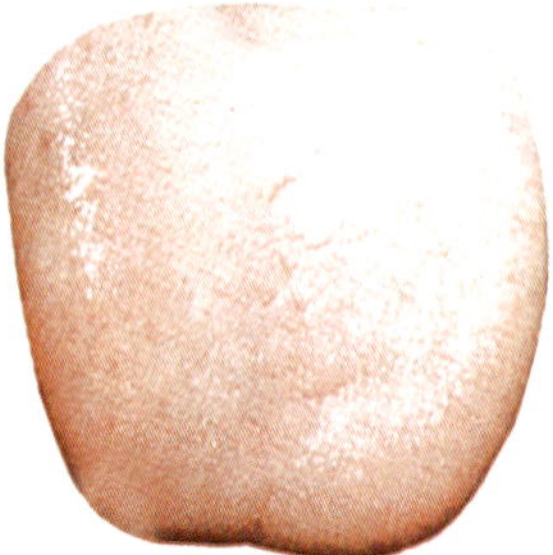

图4-01-13

◆ 舌暗或紫，为血瘀引起不孕症舌象。其成因为瘀血阻滞胞宫冲任，以致不孕 ◆

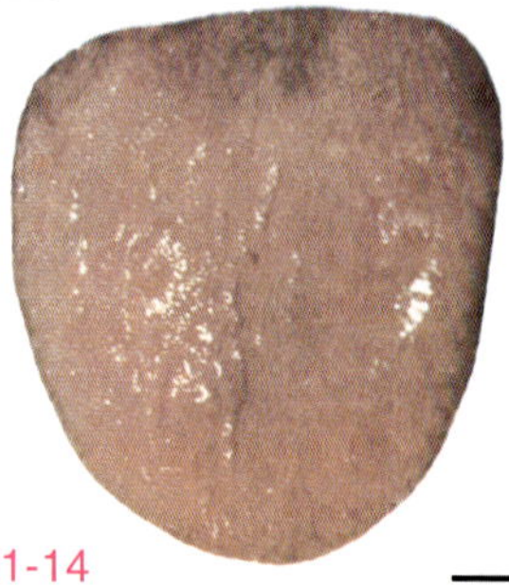

图4-01-14

◆ 舌质淡红或暗红，苔薄白，为肝郁引起不孕症舌象。其成因为情志不舒，肝失条达，气血失调，以致不孕 ◆

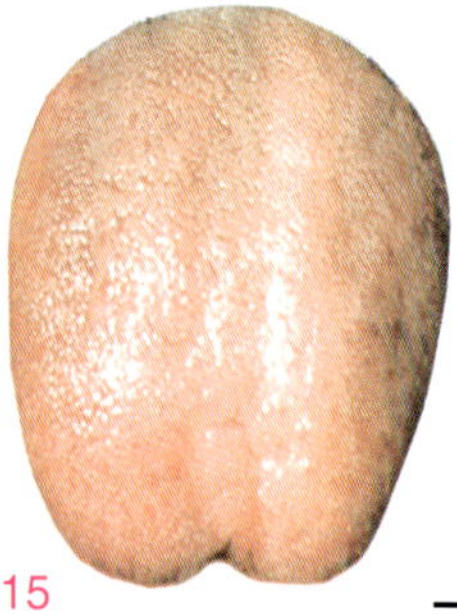

图4-01-15

（七） 不孕症月经表象

◆ 婚久不孕，经后期量少，色淡或见经稀，甚则闭经，为肾阳虚引起不孕症月经象。

◆ 婚久不孕，经前期量少或经后期量少，色红无块，为肾阴虚引起不孕症月经象。

◆ 婚久不孕，经后期量少或闭经，带多质稠，为痰湿引起不孕症月经象。

◆ 婚久不孕，经后期量多少不一，色紫夹块，经行腹痛，为血瘀引起不孕症月经象。

◆ 经期先后不定，经来腹痛，行而不畅，量少色暗，有小血块，为肝郁引起不孕症月经象。

（八） 不孕症尿象

◆ 小便清长，大便不实，为肾阳虚引起不孕症尿象。

（九） 不孕症脉象

◆ 脉沉细，为肾阳虚引起不孕症脉象。

◆ 脉细数，为肾阴虚引起不孕症脉象。

◆ 脉滑，为痰湿引起不孕症脉象。

◆ 脉涩，为血瘀引起不孕症脉象。

◆ 脉弦，为肝郁引起不孕症脉象。

目录

第一节
腰痛

一、腰痛概述

腰痛是指以腰部疼痛为主要症状的一类病症，可表现在腰部的一侧或两侧。

腰痛的症状分急性、慢性两种。

急性腰痛症，多为因脊椎关节或腰部肌肉扭伤，或是椎间盘老化破裂而引起。

慢性腰痛，多因姿势不当、用力不当，或身心疲劳，使腰部承担压力太大所引起。

许多疾病都可以引起腰痛，如肾脏疾病中常见的有肾炎、肾盂肾炎、肾结石、肾结核、肾下垂和肾积水等。肾脏和输尿管的感觉神经纤维，经内脏神经传至第11～12胸神经和第1腰神经后根，故肾和输尿管疾病引起的疼痛可由肋脊角扩展到下背部分及腿根部内侧。

将腰痛纳入妇科体表映象中，是因为书中所列举的腰痛病症女性多，而腰痛又是女性多发病而已。

二、腰痛体表映象

(一) 腰痛体象

1. 不同疾病引起的腰痛

◆ 肾脏疾病引起的腰痛，多为肾区叩击痛，伴血尿、排尿不畅等。

◆ 腰部组织受损或老化，压迫到坐骨神经，出现腰痛，疼痛向下肢放射。包括椎间盘突出症、脊椎分离症、脊椎滑脱症、退化性脊椎炎，骨质疏松症，脊椎管狭窄症等。

◆ 胰腺疾病引起的腰背痛，由上腹部放射痛向腰背部带状放射。急性胰腺炎向左侧腰背部放射；胰腺癌，常有顽固难忍的腰背痛，病人常彻底不能入睡，于脊柱屈曲时减轻，在坐位时感到舒适。

◆ 腰部长有带状疱疹，病毒侵害到腰部的神经，也能导致腰痛。

◆ 后位子宫经期、经前也会出现腰痛。

2. 不同原因引起的腰痛

◆ 腰部冷痛重，转侧不利，逐渐加重，每遇阴雨天或受寒后腰痛加剧，痛处喜温，体倦乏力，或肢末欠温，食少腹胀，为寒湿腰痛。

◆ 痛处固定，或胀痛不适，或痛如锥刺，日轻夜重，或持续不解，活动不利，甚则不能转侧，痛处拒按，为瘀血腰痛。

◆ 腰痛以酸软为主，喜按自揉，腿膝无力，遇劳更甚，卧则减轻，常反复发作。偏阴虚者，则心烦失眠，口燥咽干，面色潮红，手足心热。

◆ 腰部弛痛，痛处伴有热感，热天或雨天疼痛加重而活动后可减轻，小便短赤，为湿热腰痛。

(二) 腰痛面部表象

◆ 颧部如涂红粉者，为慢性腰疼面象。

(三) 腰痛人中表象

◆ 人中发白，双唇微发白，属虚、寒证腰痛的人中象。

(四) 腰痛手部表象

1. 腰痛在手掌上的对应位置

腰区位于从小指到无名指指缝之间竖直线向下到感情线的交点处，为腰眼(经络学说督脉命门穴二、三腰椎之间)。向桡侧，以无名指指根纹中点，向下引一条的竖直线，交叉于“腰眼”位的水平线上此处则为左侧腰区；向尺侧，以小指指根纹中点，向下引一条的竖直线，交叉于“腰眼”位的水平线上，此处则为右侧腰区。(见图5-01-01)

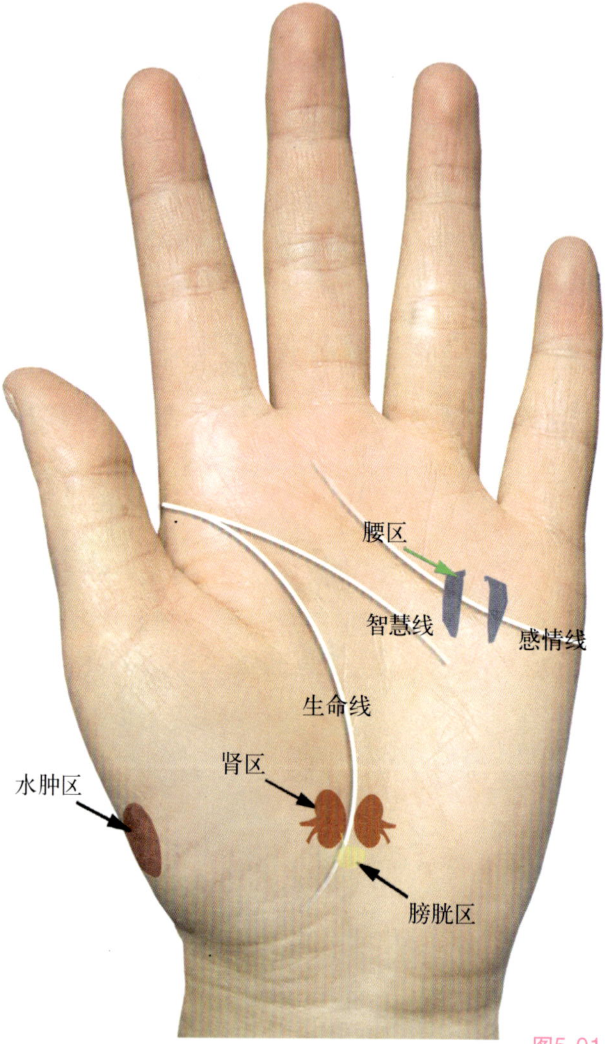

图5-01-01

◆ 腰在手掌上的对应位置 ◆

2. 腰痛纹线色泽特征

◆ 腰区有明显的凹陷，为腰部受过伤、腰椎变形的手象。腰椎重伤，变形大，凹陷大而深；腰椎轻伤，变形小，凹陷浅。(见图5-01-02)

◆ 腰区出现红白相间的颜色(以红为主)，为腰肌炎症引起的腰部疼痛或腰部的相应部位有外伤或为肌肉拉伤性腰痛的手象。(见图5-01-03)

◆ 腰区出现红白相间颜色(中间呈红色，周边为白色)，为肾、膀胱结石或妇科、前列腺炎症所引起的腰痛手象。有腰部发热感。(见图5-01-04)

◆ 腰区为白色，在感情线及其腰区中间有青色的血管在皮下，为受寒腰痛手象。症见腰部发凉,多因血管供血不畅所致。(见图5-01-05)

◆ 腰区呈现白色斑块或白色凸起，为腰痛、腰酸手象。(见图5-01-06)

◆ 腰区出现老茧样的凸起，颜色深，是长期腰痛的手象。(见图5-01-07)

经验：凸起的白色在腰区对称中心的左侧，为左侧腰部酸痛；在腰区对称中心的右侧，为右侧腰部酸痛腰区。哪侧颜色白得厉害，白色凸起得越高，腰痛越严重。

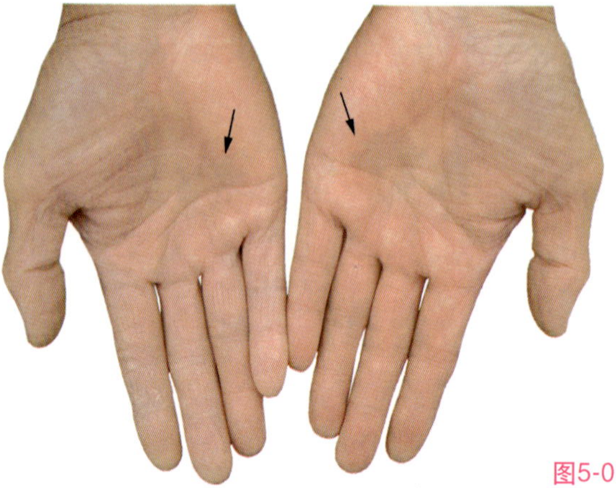

图5-01-02

腰区有明显的凹陷，为腰部受过伤，腰椎变形的手象图示。
腰椎重伤，变形大、凹陷大而深；腰椎轻伤，变形小、凹陷小而浅

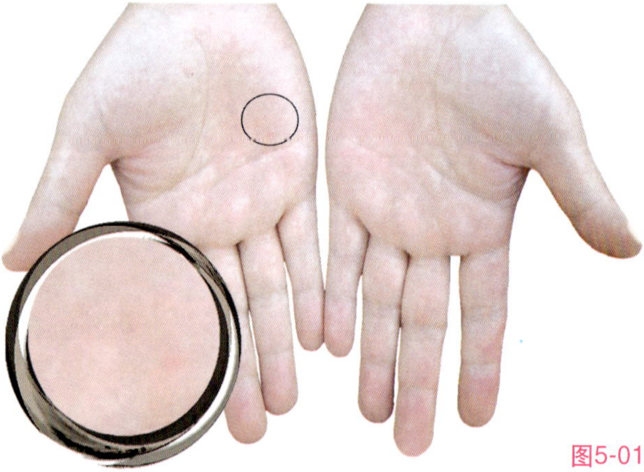

图5-01-03

腰区出现的红白相间的颜色(以红为主)，为腰肌炎症引起的腰部疼痛或腰部的相应部位有外伤或为肌肉拉伤性腰痛的手象图示

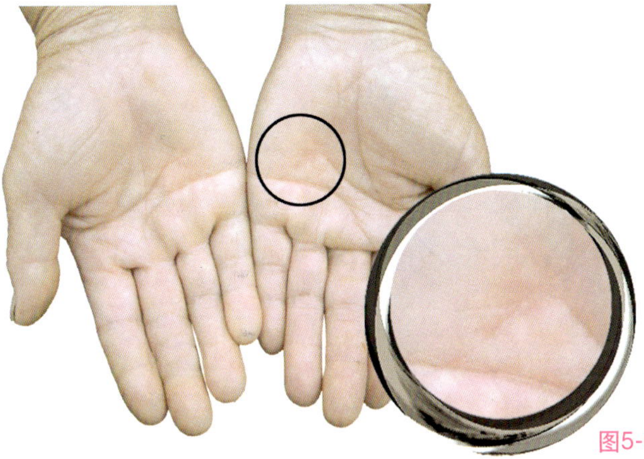

图5-01-04

◆ 腰区出现红白相间颜色(中间呈红色，周边为白色)，为肾、膀胱结石或妇科、前列腺炎症所引起的腰痛手象图示 ◆

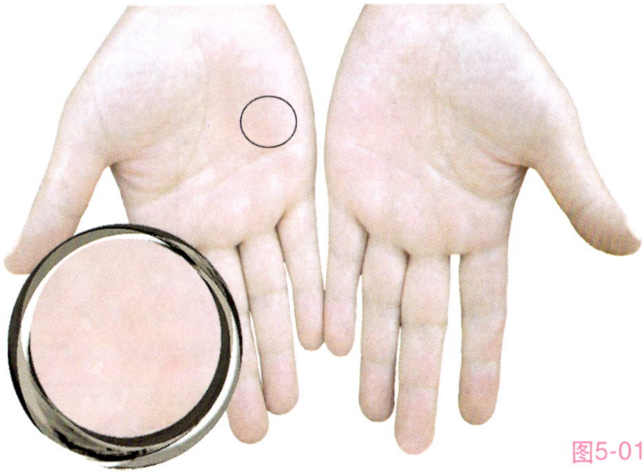

图5-01-05

◆ 腰区为白色，在感情线及其腰区中间有青色的血管在皮下，为受寒腰痛手象图示。症见腰部发凉,多因血管供血不畅所致 ◆

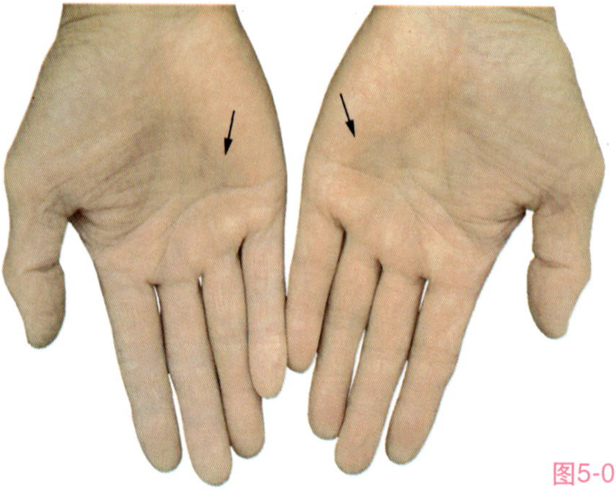

图5-01-06

◆ 腰区呈现白色斑块，为腰痛、腰酸手象图示 ◆

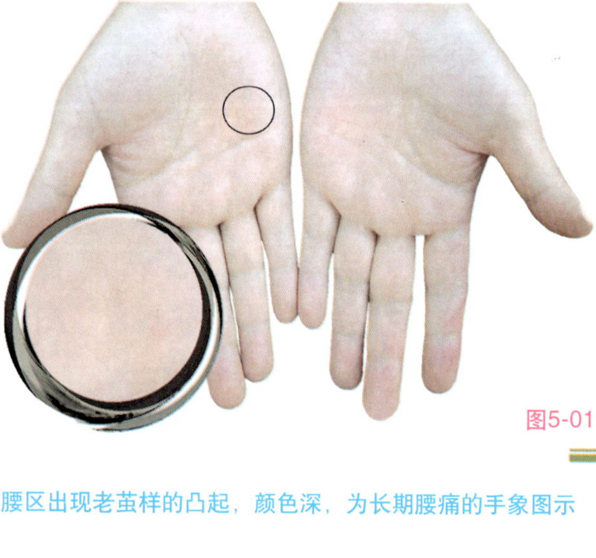

图5-01-07

◆ 腰区出现老茧样的凸起，颜色深，为长期腰痛的手象图示 ◆

（五） 腰痛舌部表象

◆ 舌质淡，舌体胖大，苔白腻而润，为气虚、寒湿停聚之症，是寒湿腰痛舌象。(见图5-01-08)

◆ 舌质紫暗，或有瘀斑，为瘀血内停之症，是瘀血腰痛舌象。(见图5-01-09)

◆ 舌质红，苔少，为阴虚内热腰痛手象。(见图5-01-10)

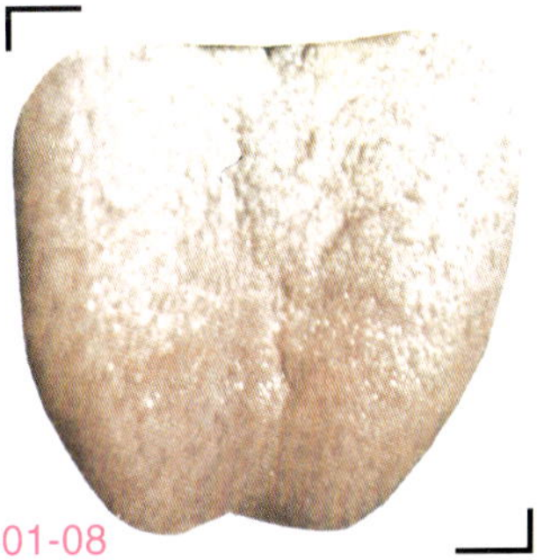

图5-01-08

◆ 舌质淡，舌体胖大，苔白腻而润为寒湿腰痛舌象图示。是气虚，寒湿停聚之症 ◆

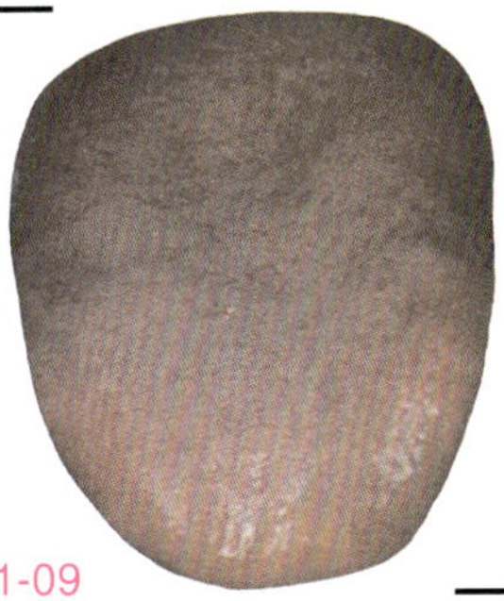

图5-01-09

◆ 舌质紫暗，为瘀血腰痛舌象图示，是瘀血内停之症 ◆

◆ 舌质红，苔少，为阴虚内热腰痛手象图示 ◆

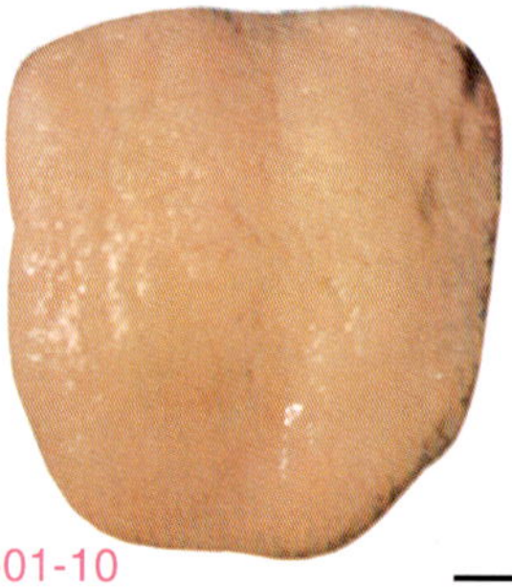

图5-01-10

（六） 腰痛上唇系带黏膜表象

◆ 上唇系带黏膜下出现米粒样大小的赘生物，是急、慢性腰痛，腰扭伤的征象。

（七） 腰痛脉象

◆ 脉象沉紧或沉迟，为寒湿腰痛。

◆ 脉弦涩，为瘀血腰痛。

◆ 脉弦细数，为肾阴虚腰痛。

◆ 脉沉细，为肾阳虚腰痛。

◆ 脉濡数或弦数，为湿热腰痛。

第六章

阴道疾病体表映象

目录

二、阴道的功能

阴道连接子宫和外生殖器，是导入精液、排出月经和娩出胎儿的通路。

第二节
阴道疾病体表映象综览

一、阴道流血诊病

妇女从青春发育期开始，至绝经期为止，每月1次月经来潮，这是生理现象。除此之外，阴道流血往往是某些妇科疾病的一个征象。

(一) 幼女阴道流血

常见于性早熟的女孩，可伴有两侧乳房增大，阴毛生长，乳晕及小阴唇色素略深，阴道分泌物增多等体征。性早熟一般是指8岁以内儿童，性发育已开始者。儿童阴道流血也可能由器质性病变，如子宫葡萄状肉瘤、卵巢颗粒细胞瘤等引起。

（二） 青春期少女阴道流血

多见于子宫功能性出血。在青春期，卵巢尚未成熟，功能不稳定，虽有卵泡成熟，但可无排卵。其出血常在短期闭经后出现，量多少不定，时间长短不一，一般无腹痛。如迁延日久，会导致严重贫血。

（三） 育龄期妇女阴道流血

以妊娠与炎症引起者居多。如已停经而见妊娠反应及妊娠体征者，突然阴道流血，伴有腹痛，应想到是流产的先兆，但也有可能是葡萄胎或宫外孕。生殖道有炎症时，如严重宫颈炎、宫颈息肉，也可有少量阴道流血，并伴见血性白带增多。月经不调和生殖器良性肿瘤如子宫肌瘤也会出现阴道流血，但相对少见。

（四） 更年期妇女阴道流血

常见的是子宫功能性出血，由于更年期妇女卵巢功能衰退，排卵障碍所致。往往在闭经一段时间后，再出现阴道流血，量较多，有时可大量出血而引起贫血，甚至休克。更年期妇女患宫颈炎、宫颈癌等病时，也可引起阴道出血，常以性交出血形式表现，这种出血在时间上无一定的规律，出血量可由少到多。

（五） 绝经期妇女阴道流血

正常情况下，绝经以后不会再有阴道出血，若绝经一段时间以后，又开始出现不规则的阴道流血，则为病理现象。其中十之八九是由于癌肿而引起，故千万不能听之任之，要百倍警惕。

最常见的是子宫颈癌和子宫内膜癌等恶性肿瘤，随着病情的进展，往往伴有脓性白带、进行性消瘦、乏力等症状，应尽早去医院诊治。绝经期阴道流血也可因其他良性疾病而引起，如老年性阴道炎、子宫内膜炎等。这是由于绝经后雌激素分泌甚少，阴道酸性程度降低，抵抗力较差，细菌容易感染而发病。这种炎症性出血量较少，并可伴有局部烧灼感、下腹隐痛、发热等症状。

二、阴道疾病手诊要点

阴道疾病以阴道区的纹理、色泽变化为主要诊病依据。

(一) 阴道在掌部的对应位置

阴道区位于腕横纹中点至肾区对称中心的1/3处，是一条约1.5cm长的竖直条带。(见图6-02-01)

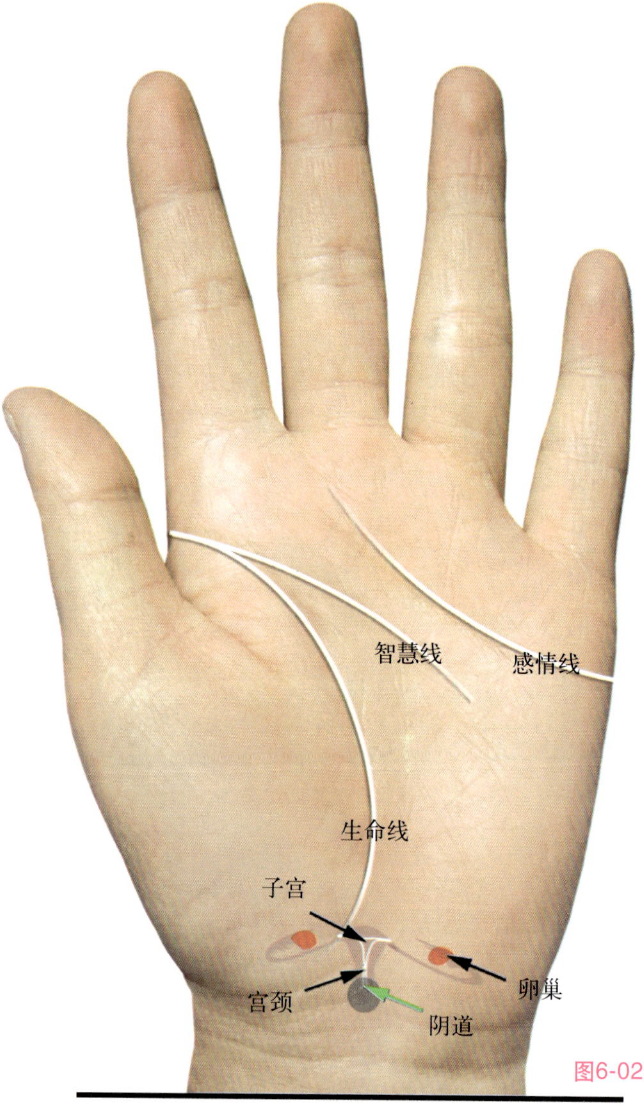

图6-02-01

◆ 阴道区在手掌上的对应位置 ◆

（二） 阴道疾病纹线色泽特征

阴道疾病以身体衰弱，冲任不固，带脉失约多见；也见脾、肾阳虚，温化失权水湿不运者。手诊要先观察小鱼际的颜色，小鱼际颜色发暗、发黑或灰黑色是阴道疾病手部映象之一，阴道区颜色暗淡萎黄、鲜红、淡白是辨证阴道疾病依据。

◆ 阴道区有红色斑点为急性炎症，土黄色斑点为阴道炎时间较长。

◆ 阴道区有花白相杂的斑片，多为带下病。

三、阴道疾病白带特征

白带的色泽变化是诊断带下病的主要依据。

第三节 阴道炎

一、阴道炎概述

阴道炎是指阴道黏膜的炎症,主要症状有白带增多和外阴部刺痒或灼痛感,一般由于滴虫或霉菌所引起。性交、公共浴盆、便桶或浴巾等都是可能的传染途径。若加强个人卫生和公共卫生措施可以预防此病。同时,亦应对配偶做检查,以防止相互交叉感染。老年妇女的卵巢功能减退,阴道黏膜上皮细胞萎缩,也易发生阴道炎。

阴道炎根据年龄和感染源的不同,可分为老年性阴道炎、滴虫性阴道炎、霉菌性阴道炎、淋病性阴道炎、婴幼儿阴道炎等。其中以滴虫性阴道炎和霉菌性阴道炎发病率居首位。

常识：更年期荷尔蒙失调或已切除子宫的妇女，属于萎缩性阴道炎。刺激性阴道炎指的就是因对各种香皂、香粉、含香料卫生纸、如意套、避孕环等所含的一些化学物敏感，而导致阴道发炎。传染性阴道炎则是受到微生物的感染而导致的。这些微生物可能是细菌，也可能是病毒。

二、阴道炎体表映象

（一） 阴道炎体象

◆ 阴道和大小阴唇瘙痒，并伴有尿频、尿急、尿痛等尿道刺激症状，为阴道炎体象。

◆ 阴道有刺痛和烧灼感。由于阴道分泌物增多，刺激外阴，可引起外阴瘙痒，为滴虫性阴道炎体象。

常识：外阴瘙痒是指大阴唇外侧、小阴唇、阴蒂或者阴道内有痒的感觉，并且可以扩散到肛门周围，奇痒难忍，常以夜间为甚。患有这种症状的少女，大多羞于求医，往往得不到及时治疗，日久变成顽固性瘙痒，以致影响学习、工作及身体健康。

（二） 阴道炎手部表象

◆ 阴道区有淡黄色斑点，为阴道炎手象。（见图6-03-01）

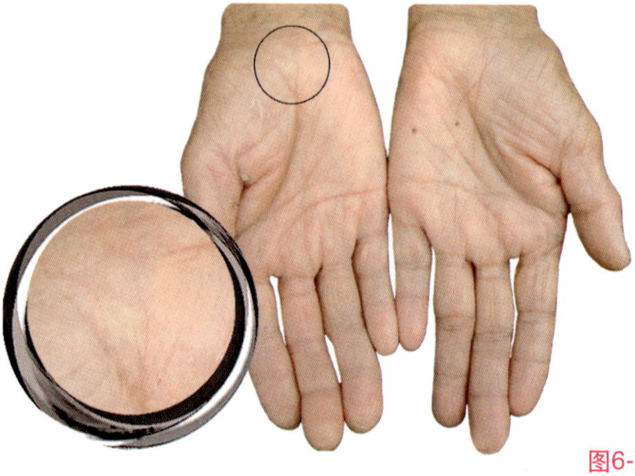

图6-03-01

◆ 阴道区有淡黄色斑点，为阴道炎手象图示 ◆

（三） 阴道炎白带表象

◆ 白带量多，色黄或淡绿色，质稀薄，为滴虫性阴道炎白带象。

◆ 白带量多，色黄黏稠或成脓样或伴有少量血丝，有腥臭味，为老年性阴道炎白带象。

第四节
阴道充血

一、阴道充血概述

阴道是女子的性交器官，毗邻尿道和肛门。如果不注意个人卫生和性生活卫生，很容易受到细菌等病原体的侵入，引起感染发炎。炎症可引起阴道充血、白带增多、下身瘙痒、灼痛或不适感。

二、阴道充血体表映象

阴道充血手部表象

◆ 阴道区直至掌根以上呈深红色，为阴道充血(或快要来月经或正是经期)手象。(见图6-04-01)

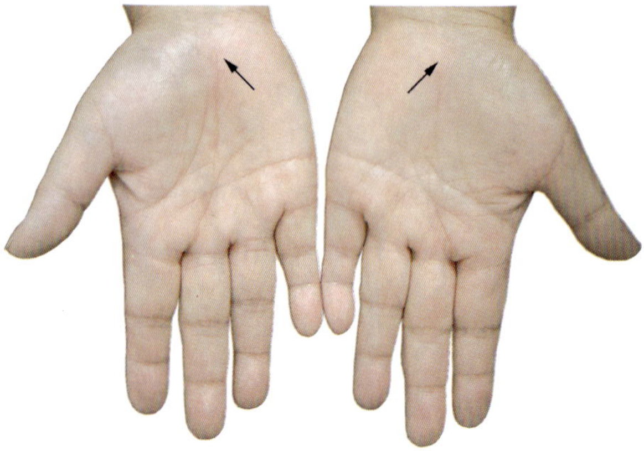

图6-04-01

◆ 阴道区直至掌根以上呈深红色，为阴道充血手象图示 ◆

第五节
带下病

一、带下病概述

妇女白带是指从阴道流出的一种少量白色或灰白色透明、无臭、如涕、如唾的黏滑液体，起到湿润阴道的作用。

白带黏液增多，并伴有气味腥秽，色、质异常，称带下病。

白带的变化既是卵巢生理周期变化的标志，也是卵巢、子宫病理异常的外露。白带不仅是房劳的信号，更是劳神过度的警告。

二、带下病体表映象

（一） 带下病体象

◆ 四肢不温，精神疲倦，纳少便溏，两足浮肿，为脾虚型带下病体象。

◆ 终日淋沥不断，腰酸如折，小腹冷感，小便频数清长，夜间尤甚，大便溏薄，为肾虚型带下病体象。

◆ 胸闷口腻，纳差，小腹作痛或带下色白质黏如豆腐渣状，阴痒，小便黄少，为湿热型带下病体象。

（二） 带下病面部表象

◆ 面色惨白或萎黄，为带下病面象。

（三） 带下病眼部表象

◆ 从侧面观察可见下睑睫毛边缘与眼下胞相连处有浅黑色条带，为带下病眼象。

◆ 眼胞为黧黑色，白带、月经量多，为带下病眼象。

◆ 眼睑呈青紫色，为带下病眼象。多伴白带不止或月经过多。

◆ “眼环黑晕”，为带下病眼象,是冲任亏损的表现。

(见图6-05-01)

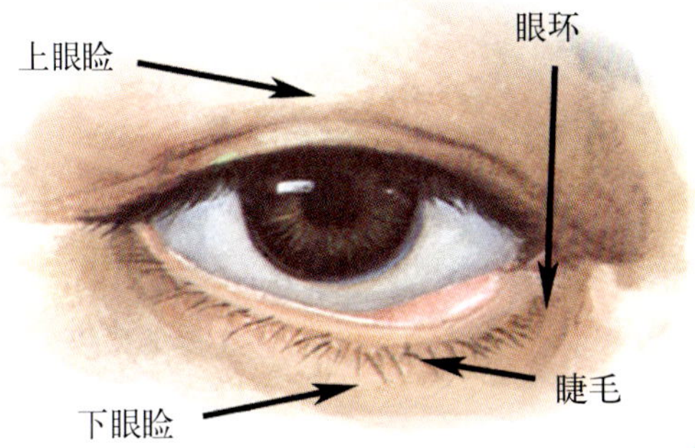

图6-05-01

(四) 带下病手部表象

◆ 阴道区有花白相杂的斑点，为带下病手象。(见图6-05-02)

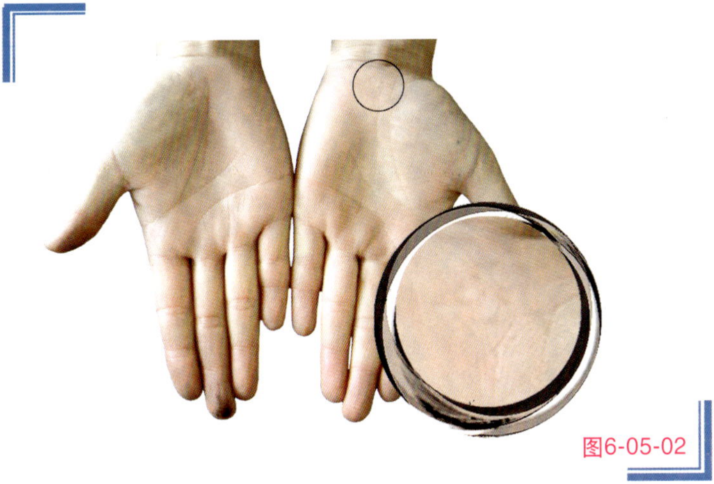

图6-05-02

◆ 阴道区有花白相杂的斑点，为带下病手象图示 ◆

（五） 带下病舌部表象

◆ 舌质淡，苔白腻，为脾虚型带下病舌象。多因饮食不节，劳倦过度，思虑过多，情怀抑郁，损伤脾气，脾虚不能运化水湿之气下陷而为。（见图6-05-03）

◆ 舌质淡，苔薄白，为肾虚型带下病舌象。多因素体肾气不足，下元亏损，或房劳多产，伤及肾气，阴液滑脱所致。（见图6-05-04）

◆ 舌苔黄腻，多因经行产后，胞脉空虚，如摄生不洁，或久居阴湿之地，或因手术损伤，以致湿邪乘虚而入，蕴而化热所致。（见图6-05-05）

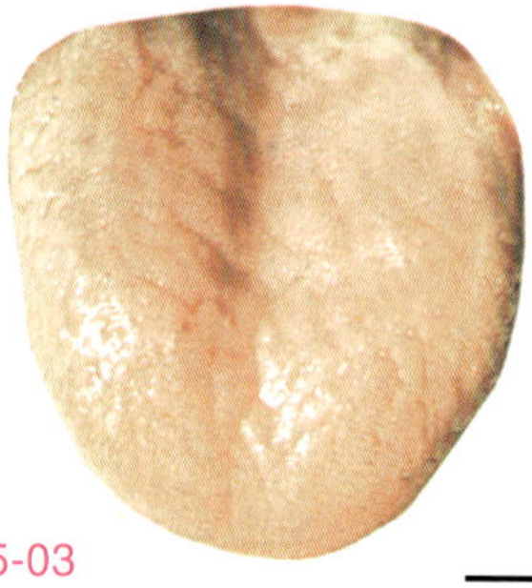

◆ 舌质淡，苔白腻，为脾虚型带下病舌象图示。多因饮食不节，劳倦过度，思虑过多，情怀抑郁，损伤脾气，脾虚不能运化水湿之气下陷而为 ◆

图6-05-03

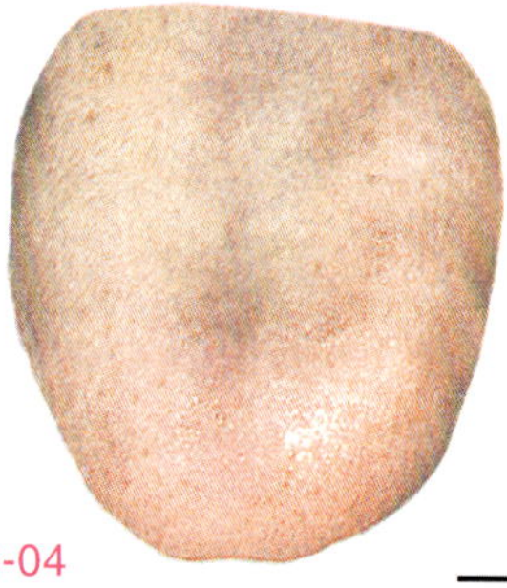

◆ 舌质淡，苔薄白，为肾虚型带下病舌象图示。多因素体肾气不足，下元亏损，或房劳多产，伤及肾气，阴液滑脱所致 ◆

图6-05-04

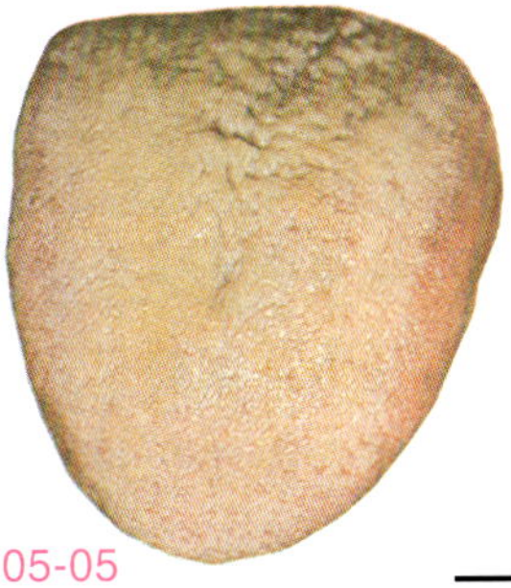

图6-05-05

◆ 舌苔黄腻，为湿热型带下病舌象图示。多因经行产后，胞脉空虚，如摄生不洁，或久居阴湿之地，或因手术损伤，以致湿邪乘虚而入，蕴而化热所致 ◆

（六） 带下病白带表象

◆ 带下色白或淡黄，质黏稠，无臭气，绵绵不断，为脾虚型白带象。

◆ 带下清冷，色白，量多，质稀薄，终日淋沥不断，为肾虚型白带象。

◆ 带下量多，色黄或黄白，质黏腻，有臭气，为湿热型白带象。

（七） 带下病脉象

◆ 脉缓弱，为脾虚型带下病脉象。

◆ 脉沉迟，为肾虚型带下病脉象。

◆ 脉数或弦数，为湿热型带下病脉象。

第七章

子宫疾病体表映象

目录

目录

第一节
子宫知识

一、子宫的位置、结构及形态

(一) 子宫的位置与结构

子宫位于膀胱与直肠之间，小骨盆腔的中央。

子宫分为三部；子宫底、子宫体和子宫颈。

子宫颈在成人约2.5～3cm，分为两部分：

子宫颈伸入阴道内的部分，称为子宫颈阴道部；阴道以上的部分，称为子宫颈阴道上部。

子宫颈与子宫体连接的部位，稍狭细，称子宫峡。在非妊娠期，此部不明显，仅1cm长；在妊娠期，子宫峡逐渐伸展变长，形成子宫的下段；妊娠末期此部可延长至7～11cm，峡壁逐渐变薄。

第二节 子宫疾病体表映象综览

一、子宫疾病人中诊要点

人中又名水沟，位于鼻下唇上正中处。正常人的人中整齐端直，略呈上窄下宽的梯形，沟道深浅适中，沟缘清晰均匀。

人中与膀胱子宫居于督脉的两端，通过督脉使它们构成了内部的联系。根据内脏有病可以通过经络反映到体表这一中医理论，从人中的变化来推测生殖和泌尿系统疾病的方法，是有一定的科学道理的。

人中是膀胱、子宫的外现部位。人中正常，生殖系统大多发育良好，月经、排卵等功能亦应正常。人中形态的短平、狭窄、浅坦、偏斜等是女性发育过程的见证；人中色质的萎黄、青紫、红赤、淡白等是女性健康与否的标志。在子宫疾病诊断中人中诊是最直接、最简便的诊断技法之一，掌握人中诊要点对诊断子宫疾病很有帮助。

子宫疾病分论中所列举的人中表象应仔细阅读，反复验证方可。

◆ 人中正常的颜色应当是黄而透红，肌肤丰润，说明脾肾健旺，后天充盛。

◆ 人中短平、沟道扁平、沟缘隐约，是子宫小发育差，多无内膜生长及即使生长也容易宫颈松弛的人中象。

◆ 人中沟道狭窄，边缘显著，乃是宫体狭长、宫颈窄细的人中象。

◆ 人中沟道浅而平坦，或看不清沟缘，浅而窄，是后天性子宫萎缩人中象。表现为经期紊乱、经量逐渐减少而致经闭。

◆ 人中浅而宽，为先天性子宫发育不良、生殖机能低下或老年子宫萎缩人中象。

◆ 人中沟向一侧沟缘偏斜或只有一侧沟缘向左或向右偏斜，为子宫体偏右或偏左的(人中偏斜方向往往与宫体偏斜方向相反)人中象。

◆ 人中上窄下宽，呈“八”字形，为子宫后倾人中象。表现为经行腰部酸痛。

◆ 人中上宽下窄，呈倒梯形，为子宫前位或前屈人中象。表现为经行腹部胀痛。

二、子宫疾病手诊要点

(一) 子宫在掌部的对应位置

子宫疾病以子宫区的色泽、纹理变化为主要诊断依据，同时根据病变部位不同参考坎位、宫颈区的色泽纹理变化。

坎位是以腕横纹中点为圆心、腕横纹长度的一半为半径画一个半圆，圆心包绕手掌的部位。

腕横纹长度的计算：桡侧取腕横纹与赤白肉的交点，尺侧取腕横纹与赤白肉的交点。

子宫在手掌上的对应位置是坎位竖直平分线的1/2处，也就是肾区的中点到腕横纹中点连线的1/2处。

宫颈区在手掌上的对应位置是子宫区的下部，与阴道区的交界处。(见图7-02-01)

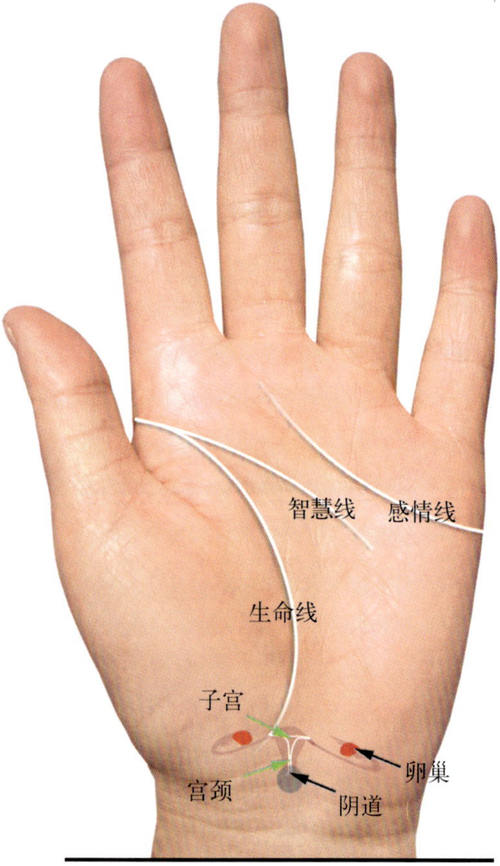

图7-02-01

◆ 子宫区在手掌上的对应位置 ◆

（二） 子宫疾病掌部纹线色泽特征

手诊子宫疾病以观察生命线尾部岛纹为主，根据色泽判定病情轻重，依赖异常纹线发生的位置识别疾病发生的部位。

三、子宫疾病甲诊要点

（一） 子宫疾病九分比法诊断标示

血气符号位置：无名指指甲桡侧近端。

血气符号形状：椭圆形、月牙形及条形。

血气符号色泽：淡红或紫红。

（二） 子宫疾病指甲色泽形态诊察

甲诊子宫疾病主要以诊察中指、无名指和小指的色泽形态变化为主。

（三） 常见子宫疾病诊断要点

1. 子宫肌瘤诊断要点

指甲弯曲，甲上有粗细条纹，拇指甲根呈紫黑色，月痕弧影大而边界不清，甲皮分离，皮缘粗糙；无名指指甲桡侧近端出现紫红色椭圆形、月牙形斑块。

2. 子宫癌诊断要点

拇指、食指、中指或无名指指甲月痕弧影呈黑色条形纹向前沿伸。

3. 宫颈糜烂诊断要点

食指指甲前缘呈紫红色缺变，坏死。

4. 子宫内膜炎诊断要点

十指皮囊肿胀，甲根逐渐变成油光可鉴的红色，尤以食指明显。

5. 宫颈炎诊断要点

食指指甲前缘有红带。

6. 子宫脱垂诊断要点

拇指、食指指甲呈竹节状，食指指甲双侧有红条，指甲前端似红球样，连起来看好像“毛竹顶红球”。

7. 生理变化诊断要点

◆ 经期：来潮前除拇指外，其余指甲皮囊肿胀呈红色，前高后低；来潮时中指甲根有红斑出现，边缘不齐。

◆ 妊娠：妊娠3个月以上，食指指甲月痕弧影处有粗细不等的红线。

◆ 分娩：子宫口开时，随心率搏动，在食指指甲月痕弧影处可见血管跳动。

◆ 不育症：

因贫血引起：食指指甲薄或厚，无光泽，甲色苍白，皮囊薄、干瘪，皮带紧缩，甲缘呈锯齿形。

输卵管阻塞：食指指甲外侧缘有黑色条形，甲肉分离，周围皮肤粗糙。食指指甲侧病变代表同侧病变。

卵巢功能障碍：食指指甲内侧有粗细凹凸条，甲沿粗糙。

子宫发育不全：食指尖、瘦、薄小，质薄或稍弯曲，皮带紧缩，有小圆形月痕弧影。

四、子宫疾病耳诊要点

（一） 子宫疾病耳诊主要穴位

耳诊子宫疾病主要以诊察子宫穴、内分泌穴、内生殖器穴、肾穴、皮质下穴、肾上腺穴、角窝穴、角窝中穴、艇中穴、腹穴的形态色泽变化为主，如有癌变还应参照肿瘤特异Ⅰ区和肿瘤特异Ⅱ区。

（见图7-02-02）

（二） 子宫疾病耳诊穴位特征

子宫穴呈条索状，条索越粗越硬，边界越清楚，子宫疾病越明显。子宫摘除术后半个月左右，其条索大多都能消失。

子宫穴呈条索状时，应是上下走向才有意义；当内分泌穴呈条索状时，应与外耳道平行。此处可作为诊断子宫疾病的重要依据。

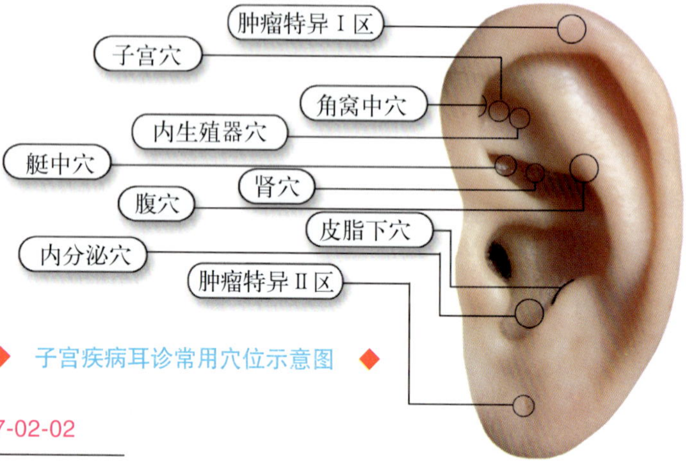

◆ 子宫疾病耳诊常用穴位示意图 ◆

图7-02-02

第三节
子宫肌瘤

一、子宫肌瘤概述

子宫肌瘤是女性生殖器中最常见的一种良性肿瘤。因是子宫平滑肌细胞增生引起，故又称子宫平滑肌瘤。其发病率随年龄增长而增高，多见于30～50岁妇女。发病原因尚不确切，多与女性激素有关。

子宫肌瘤可长在子宫体部，也可长在子宫颈部。根据肌瘤生长和子宫肌壁的关系可将子宫肌瘤分为：肌壁间肌瘤、浆膜下肌瘤、黏膜下肌瘤、阔韧带肌瘤。

子宫肌瘤属中医“癥瘕”范畴。妇女下腹部胞中结块，属实证。多因脏腑不和、气机阻滞、瘀血留滞、聚集而致瘤。久病气血大衰，亦可引起子宫肌瘤。故临床有血瘀型和气血虚型子宫肌瘤之分。

二、子宫肌瘤体表映象

（一） 子宫肌瘤体象

◆ 腹痛、腹块、下腹坠胀、腰酸、白带增多，为子宫肌瘤体象。

◆ 下腹有积块、经前乳房胀痛、胸胁不舒、抑郁不乐，为气滞型子宫肌瘤体象。

◆ 腹中有积块，坚硬固定不移，疼痛拒按，为血瘀型子宫肌瘤体象。

◆ 腹胀畏寒、腰酸气短、尿多或少、色清、便溏或便秘，为脾肾不足型子宫肌瘤体象。

（二） 子宫肌瘤手部表象

1. 子宫疾病纹线色泽特征

◆ 子宫区有粉白色、黄白色、暗棕色圆形或椭圆形凸起斑片，为子宫肌瘤手象。（见图7-03-01）

经验：子宫区出现一个或数个明显的类似圆形或长形的白色斑点、斑块，为子宫部位的肌瘤。凭借斑点、斑块出现在子宫区的位置，可以判断子宫肌瘤生长在子宫体的位置。

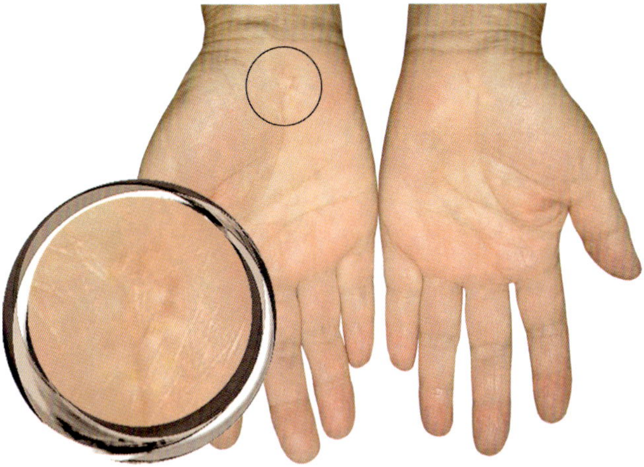

图7-03-01

◆ 子宫区有粉白色椭圆形凸起斑点，为子宫肌瘤手象图示 ◆

2．生命线尾端纹线色泽特征

导读：手诊子宫肌瘤，生命线尾端纹线色泽变化是重要的诊断依据，不可忽略。临床验证，仅凭生命线尾端的纹线变化诊断子宫肌瘤的准确率已超过90%以上。为了让初学者能更好地掌握这一诊断方法，再度提醒读者对生命线尾端界定的认识，不要从字面上去理解“生命线尾端”，否则会丢掉许多有意义的手象。

在手诊中所指的生命线尾端是生命线进入坎位的线段。这一段的岛纹、凸起或颜色变化，都属于生命线尾端手诊诊病依据。

◆ 生命线尾端有白色突起岛纹，为子宫肌瘤手象。(见图7-03-02)

◆ 生命线尾端有成片暗斑，为子宫肌瘤手象。(见图7-03-03)

◆ 生命线尾端有数个岛纹相连，为子宫肌瘤长达数年之久手象。(见图7-03-04)

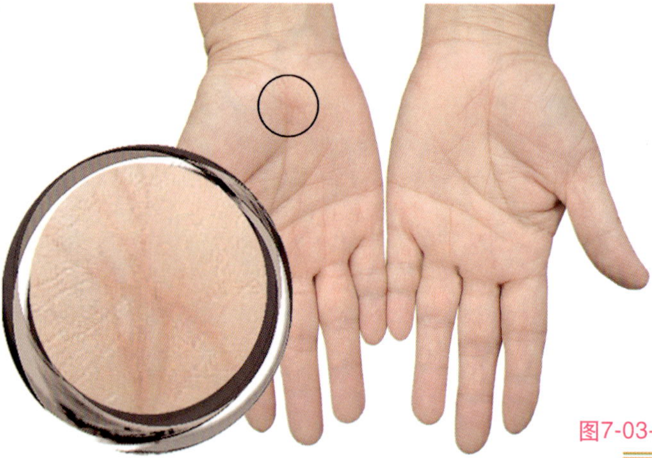

图7-03-02

◆ 生命线尾端有白色突起岛纹，为子宫肌瘤手象图示 ◆

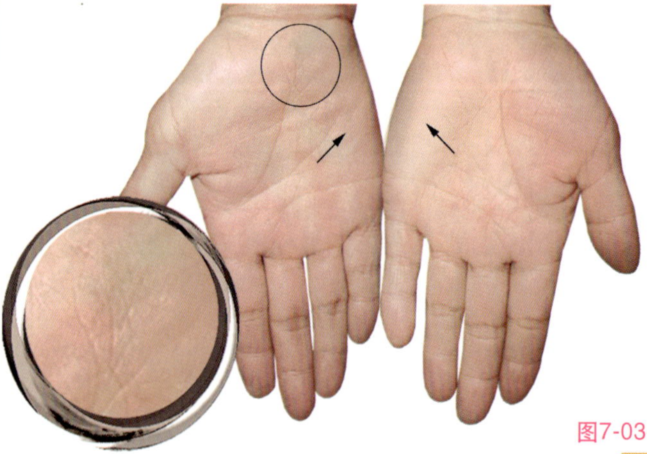

图7-03-03

◆ 生命线尾端有成片暗斑，为子宫肌瘤手象图示 ◆

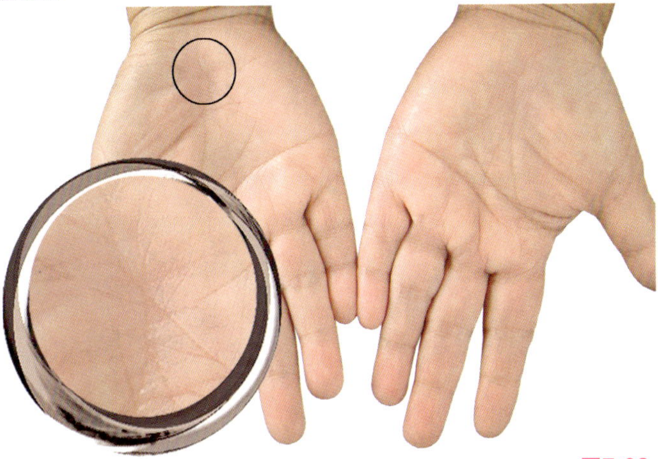

图7-03-04

◆ 生命线尾端有数个岛纹相连，为子宫肌瘤长达数年之久手象图示 ◆

（三） 子宫肌瘤指甲表象

◆ 左手无名指指甲桡侧中近端，有紫红色月牙形、条形、椭圆形甲斑，为子宫肌瘤甲象。（见图7-03-05）

◆ 无名指指甲桡侧近端，有紫红色椭圆形斑块，为子宫肌瘤病症已久甲象。（见图7-03-06）

◆ 十指指甲弯曲，呈紫黑色，为子宫肌瘤初期病症甲象。（见图7-03-07）

◆ 拇指甲根紫黑色，月痕弧影大而边界不清，甲皮分离，皮缘粗糙，指甲上有大小不等的粗细条纹，为子宫肌瘤病重持久甲象。（见图7-03-08）

◆ 左手无名指指甲桡侧中近端，有紫红色条形甲斑，为子宫肌瘤甲象图示 ◆

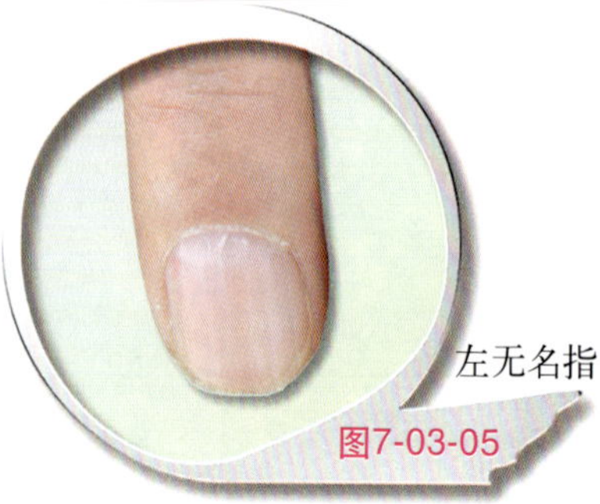

图7-03-05

◆ 无名指指甲桡侧近端，有紫红色的椭圆形斑块，为子宫肌瘤病症已久甲象图示 ◆

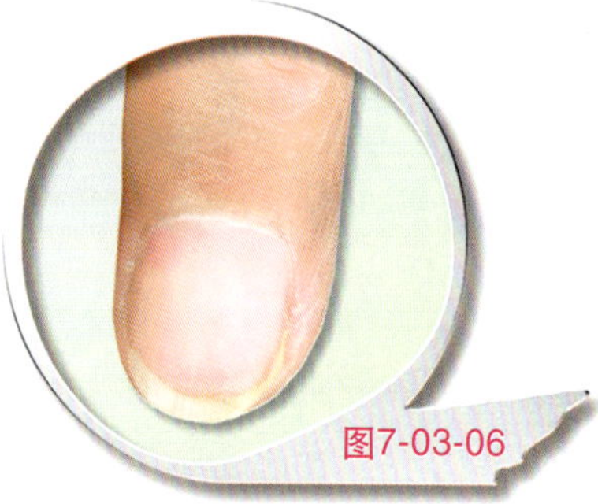

图7-03-06

◆ 十指指甲弯曲，呈紫黑色，为子宫肌瘤初期病症甲象图示 ◆

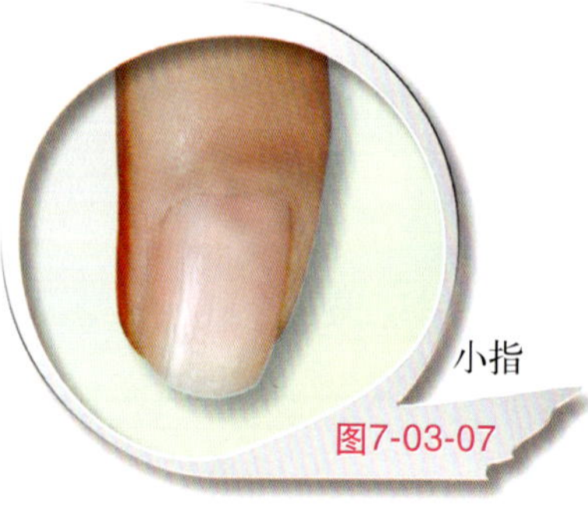

图7-03-07

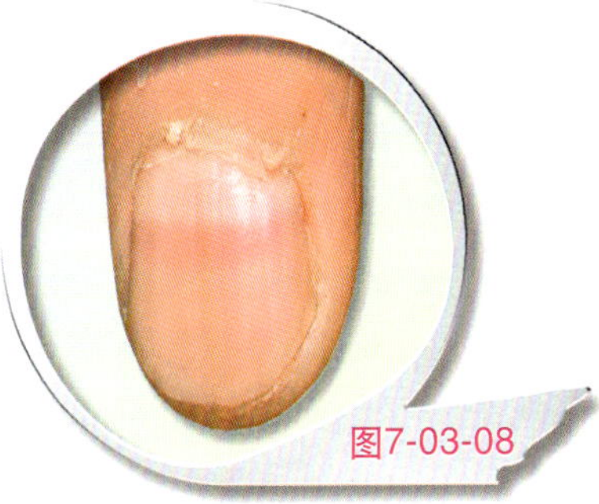

图7-03-08

◆ 拇指甲根紫黑色，月痕弧影大而边界不清，甲皮分离，皮缘粗糙，指甲上有大小不等的粗细条纹，为子宫肌瘤病重持久甲象图示 ◆

（四） 子宫肌瘤耳部表象

经验：耳诊子宫肌瘤容易与子宫颈癌混淆，因为这两种病症都在内生殖器穴出现耳穴反应，一定要仔细鉴别。

耳诊时若能在内生殖器穴和内分泌穴触及到粗细有1mm左右，有2～3mm长的条索状隆起就可确诊为子宫肌瘤。临床证实在内生殖器及内分泌穴触及条索状隆起能提示子宫增大，而且子宫增大愈明显，耳穴触及的条索也愈显得粗、硬，边界清楚。肌瘤部位常在反应耳廓的同侧。子宫摘除半个月后，条索大都消失。

子宫肌瘤耳诊常用穴位：内分泌穴、内生殖器穴、肾穴。（见图7-03-09）

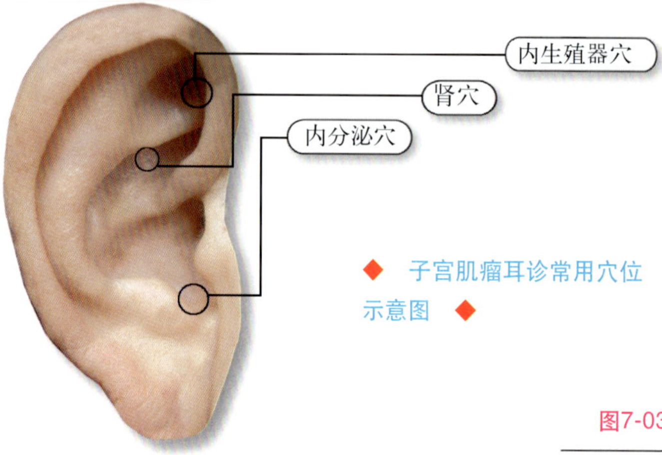

◆ 子宫肌瘤耳诊常用穴位示意图 ◆

图7-03-09

◆ 耳部内分泌穴可见环形皱折及暗红色丘疹(中心是白色)，为子宫肌瘤耳象。(见图7-03-10)

◆ 耳部内生殖器穴有边缘整齐、隆起的结节状，为子宫肌瘤耳象。(见图7-03-11)

◆ 耳部内生殖器穴可触及隐藏在皮下圆形结节或条索状增生，为子宫肌瘤耳象。

◆ 电测耳部内生殖器穴呈强阳性反应，内分泌穴、肾穴均呈阳性反应，为子宫肌瘤耳象。

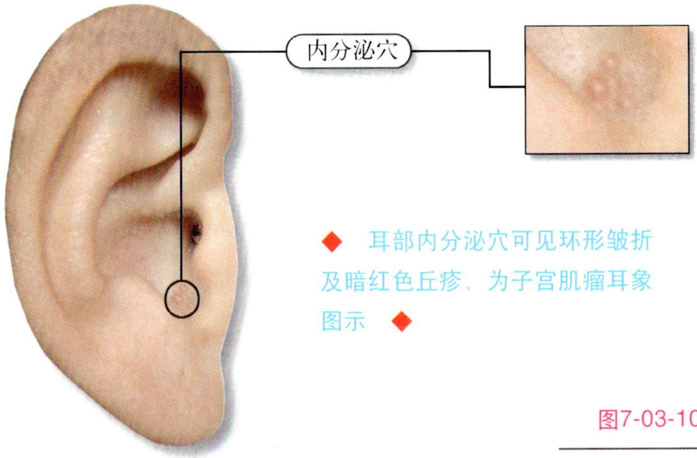

◆ 耳部内分泌穴可见环形皱折及暗红色丘疹，为子宫肌瘤耳象图示 ◆

图7-03-10

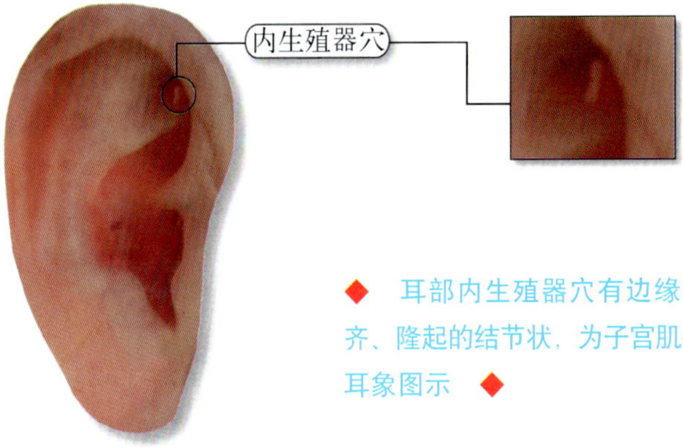

◆ 耳部内生殖器穴有边缘整齐、隆起的结节状，为子宫肌瘤耳象图示 ◆

图7-03-11

经验：妇科病鉴别要点：月经失调、附件炎、盆腔炎、子宫颈炎、子宫肌瘤、子宫颈癌都是妇科的常见病。它们都在内生殖器穴和盆腔穴出现各种耳穴反应。不同的是：

◆ 月经不调，以内生殖器穴反应为主，并伴有内分泌穴、肾穴反应。

◆ 附件炎，以角窝中穴近盆腔穴处出现片状隆起为主。

◆ 盆腔炎，以盆腔穴出现片状隆起或红晕为主。

◆ 宫颈炎，以在内生殖器穴和角窝中穴之间出现的阳性反应为主。

◆ 子宫肌瘤，以在内生殖器穴触及质硬的结节为主。

◆ 宫颈癌，除了可在内生殖器穴触及质硬的结节以外，关键在于肿瘤特异区出现阳性反应，要牢记。

（五）子宫肌瘤舌部表象

◆ 舌苔薄白而润，为子宫肌瘤初期或病情较轻舌象。其成因为七情内伤，肝气郁结，血行不畅，滞于胞中气机不畅，属气滞型。(见图7-03-12)

◆ 舌质紫暗，舌边有瘀点，为子宫肌瘤舌象。其成因为经期、产后，血室正开，风寒乘虚侵入，凝滞气血；或因房事不节，余血未净，与邪相搏成瘀；或忧思恚怒，血气不和，属血瘀型。(见图7-03-13)

◆ 舌质淡嫩，有齿痕，苔薄白，为子宫肌瘤舌象。其成因为饮食不节、房劳、久病损伤脾肾，阳气虚弱、水湿不化、聚而成痰，痰阻胞络，血气相结，气血两虚，属脾肾不足型。(见图7-03-14)

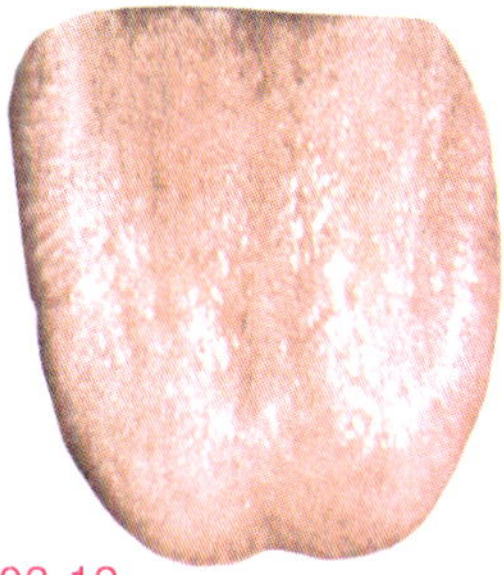

图7-03-12

◆ 舌苔薄白而润，为子宫肌瘤初期或病情较轻舌象图示。其成因为七情内伤，肝气郁结，血行不畅，滞于胞中气机不畅，属气滞型 ◆

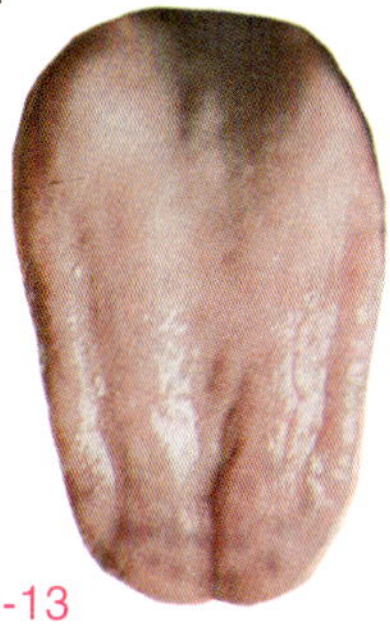

图7-03-13

◆ 舌质紫暗，舌边有瘀点，为子宫肌瘤舌象图示。其成因为经期、产后，血室正开，风寒乘虚侵入，凝滞气血；或因房事不节，余血未净，与邪相搏成瘀；或忧思恚怒，血气不和，属血瘀型 ◆

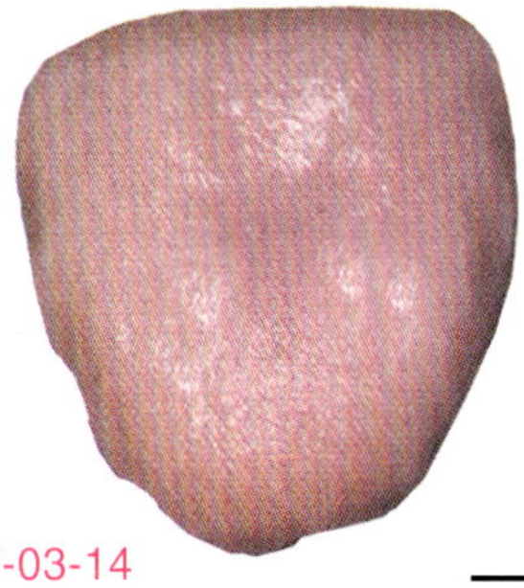

图7-03-14

◆ 舌质淡嫩，有齿痕，苔薄白，为子宫肌瘤舌象图示。其成因为饮食不节、房劳、久病损伤脾肾，阳气虚弱、水湿不化、聚而成痰、痰阻胞络、血气相结、气血两虚，属脾肾不足型 ◆

（六） 子宫肌瘤月经表象

◆ 经期延长，淋沥不断，骤然大出血或痛经，为气滞型子宫肌瘤月经象。

◆ 经期延长，或崩或漏，经色紫暗，块下痛减，为血瘀型子宫肌瘤月经象。

◆ 经期延长，或崩或漏，经色淡，胞中积块按之舒，为脾肾不足型子宫肌瘤月经象。

（七） 子宫肌瘤白带表象

◆ 水样白带，为子宫肌瘤白带象。

◆ 白带挟血，为子宫肌瘤白带象。

◆ 白带稀冻样，有感染时可变成黄腻，为子宫肌瘤白带象。

◆ 白带增多，为气滞型子宫肌瘤白带象。

◆ 带下清稀，为脾肾不足型子宫肌瘤白带象。

◆ 带下色黄，为湿热型子宫肌瘤白带象。

（八） 子宫肌瘤脉象

◆ 脉沉弦，为气滞型子宫肌瘤脉象。

◆ 脉沉涩，为血瘀型子宫肌瘤脉象。

◆ 脉沉细，为脾肾不足型子宫肌瘤脉象。

◆ 脉细数，为湿热型子宫肌瘤脉象。

第四节
子宫内膜增生

一、子宫内膜增生概述

正常的子宫内膜增生的形成过程是在脑垂体促卵泡素的刺激下，卵巢里每个月有成批卵泡生长发育，最后仅一个卵泡成熟。成熟卵泡分泌雌激素使子宫内膜增生。在脑垂体促卵泡素与黄体生成素的协同作用下，成熟卵泡排出一个卵子，留下的空壳变成黄体。黄体继续分泌雌激素，使增生的子宫内膜发生分泌变化。黄体分泌的雌、孕激素反馈抑制下丘脑和垂体的分泌活动，结果由于垂体促性腺激素的减少，黄体约在14天左右自行萎缩。黄体萎缩，不再产生雌、孕激素，子宫内膜失去性激素支持就脱落，血管破裂，就流出血，人们习惯称其为“月经”。月经来潮后，下丘脑、垂体所受的抑制也解除，重新活动。卵巢里又有卵泡开始发育并产生雌激素，刺激子宫内膜重

第五节 子宫内膜炎

一、子宫内膜炎概述

子宫内膜炎是指在分娩、流产后或因其他原因导致细菌进入子宫腔内所引起的内膜炎症。

急性子宫内膜炎往往伴子宫肌炎。常见的致病菌有链球菌、葡萄球菌和大肠杆菌。其症状随致病菌的类别和体质强弱而异。

二、子宫内膜炎体表映象

(一) 子宫内膜炎体象

◆ 下腹坠胀、隐痛、畏寒、发热，并有脓性、血性或伴有臭味的阴道排出液，为慢性子宫内膜炎体象(多因结核杆菌感染所引起)。

(二) 子宫内膜炎手部表象

◆ 子宫区中间有白色、土黄色凸起斑块，为子宫内膜炎手象。(见图7-05-01)

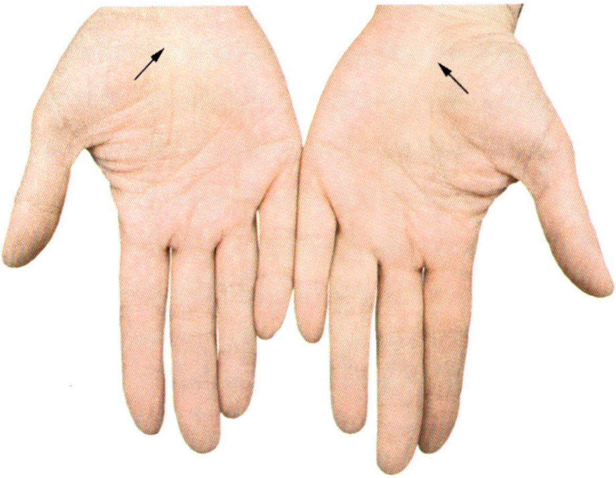

图7-05-01

◆ 子宫区中间有土黄色凸起斑块，为子宫内膜炎手象图示 ◆

经验：有些妇女子宫内放避孕环后在子宫区也会出现白色、土黄色斑块。因为避孕环可以直接刺激子宫内膜，子宫又是个很敏感的器官，细菌进入容易造成内膜发炎或增厚。这种情况会造成妇女经常性的腰痛。为防误诊、错诊，手诊时应先询问子宫腔内是否放有避孕环。

临床根据子宫脱垂程度，分为三度：

◆ 子宫颈下垂到坐骨棘水平以下，但不超越阴道口，为一度。

◆ 子宫颈及部分子宫体脱出于阴道口外，为二度。

◆ 整个子宫体脱出于阴道口外，为三度。

中医称为“阴挺”、“阴颓”、“阴菌”、“阴脱”等。因其多发生在产后，故又有“产肠不收”、“子肠不收”之称。引起本病的主要原因有身体虚弱、产后更虚、气虚下陷或肾虚不固，致胞络损伤、不能提摄子宫。

二、子宫脱垂体表映象

（一） 子宫脱垂体象

◆ 自觉会阴处有坠胀感，阴道有异物脱出，站立或迸气时可增大，平卧时可缩小或回复，脱出物常因摩擦而逐渐发干、变硬、增厚；或有脓性及血性液体渗出；常伴有腰酸、腹部下坠，行走时加剧，小便困难等；为子宫脱垂体象。

◆ 下坠感及腰背酸痛，尤其腰骶深部更甚，但无压痛点，为子宫脱垂体象。

◆ 白带增多，有时呈黄脓样血水状，为子宫脱垂体象。

子宫脱垂自我诊断

对镜自检：坐床上，屈腿，暴露外阴。首先要像解大便样迸气，如有瓶口样块状物自阴道内脱出，手触如鼻尖样硬，中央有黄豆大的孔(是子宫颈)。呼气、平卧，宫颈即缩回阴道内。说明已患子宫脱垂一度。

如迸气后未见到子宫颈，可用右手食指插入阴道，触摸子宫颈，如手指插入两节左右即触及子宫颈，测一下进入的长度，如小于4cm，子宫脱垂为一度；如迸气后子宫颈全部脱出于阴道口，为子宫二脱垂；如子宫体已全部脱出于阴道口，为子宫三度脱垂。

(二) 子宫脱垂人中象

◆ 人中松弛变长，为子宫脱垂人中象。

(三) 子宫脱垂指甲象

◆ 拇指、食指呈竹节状(见图7-06-01)，无名指指甲双侧有红条(见图7-06-02)，前端呈红球样(见图7-06-03)，为子宫脱垂指象。

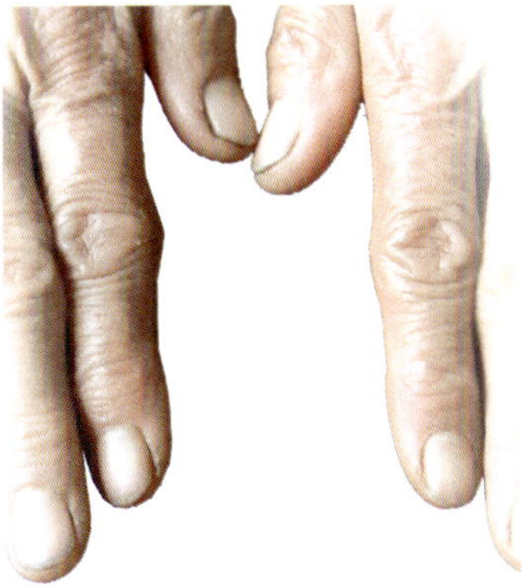

图7-06-01

◆ 拇指、食指呈竹节状，为子宫脱垂指象图示 ◆

◆ 无名指指甲双侧有红条，为子宫脱垂甲象图示 ◆

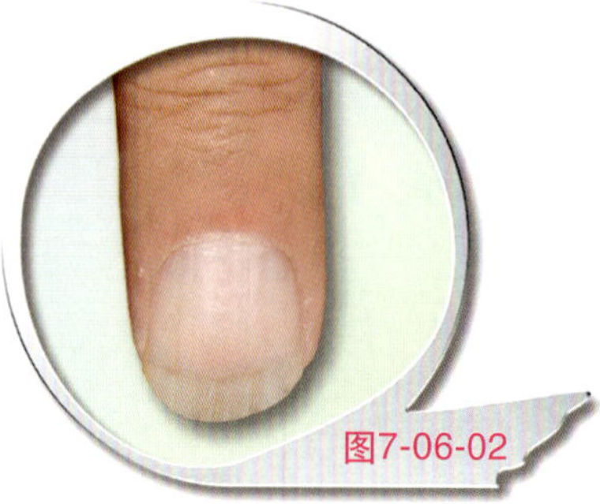
图7-06-02

◆ 无名指指甲前端呈红球样，为子宫脱垂甲象图示 ◆

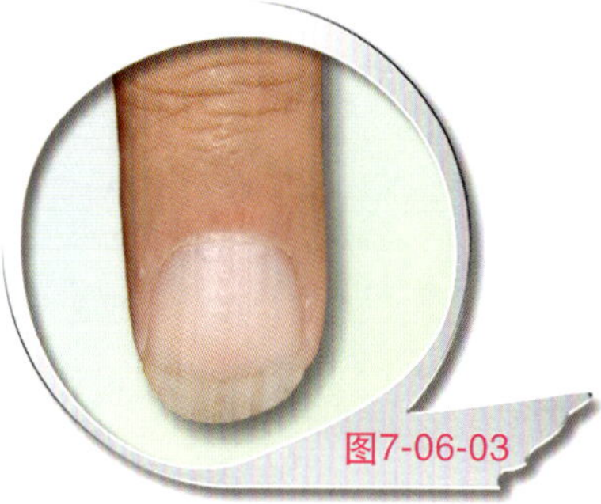
图7-06-03

第七节 子宫息肉

一、子宫息肉概述

凡借细长的蒂附着于子宫腔内壁的肿块，临床上都可称为子宫息肉。

最常见的类型是局限性的内膜肿物突出于子宫腔内，单个或多个，灰红色，有光泽，一般体积较小，平均直径在0.5～2cm之间。小的直径仅有1～2mm，大而多发者可充满宫腔。蒂粗细、长短不一，长的可突出于子宫颈口外。有的蒂较短，呈弥漫性生长。息肉表面常有出血坏死，亦可合并感染。如蒂扭转，则发生出血性梗死。

息肉的形成，可能与炎症、内分泌紊乱，特别是雌激素水平过高有关。多数学者认为，息肉来自未成熟的子宫内膜，尤其是基底部内膜。

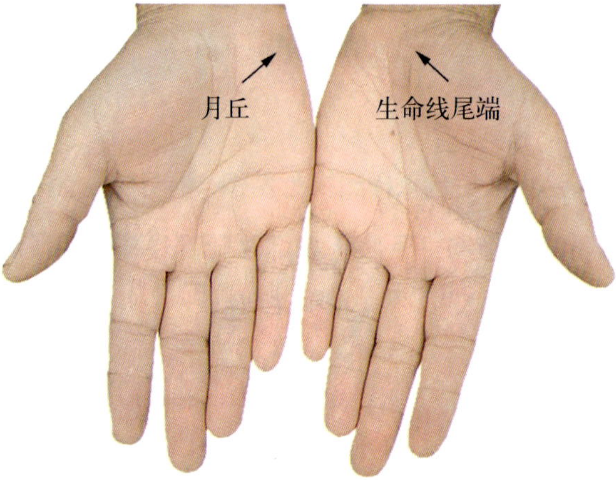

图7-08-01

◆ 月丘出现黑色斑块，生命线尾端凹陷，为子宫癌手象图示 ◆

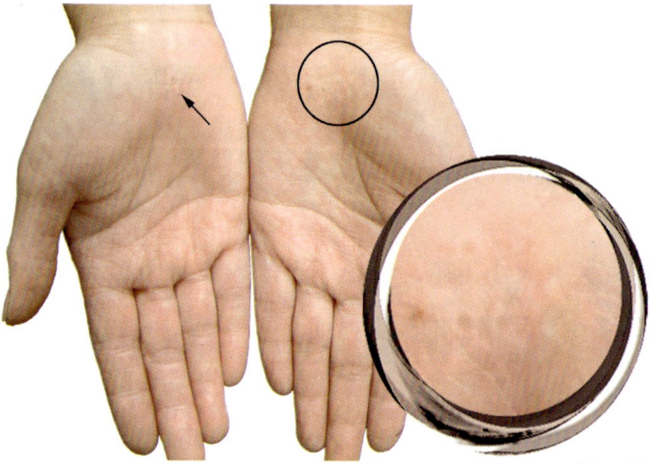

图7-08-02

◆ 子宫区有大小不等、颜色不一的颗粒状凸起，为子宫癌手象图示 ◆

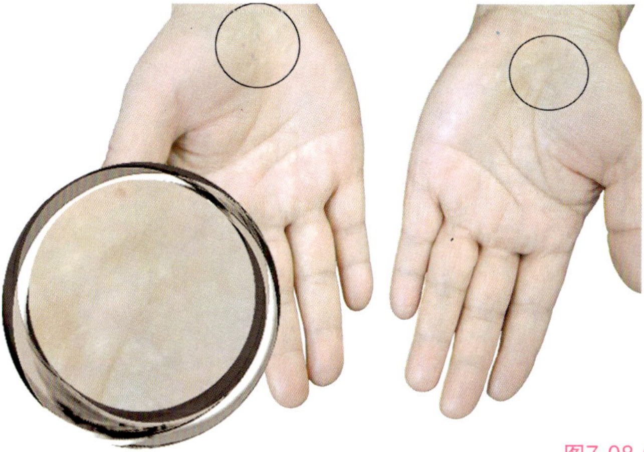

图7-08-03

◆ 子宫区出现土黄色，其土黄色有由皮肤表层向皮肤深层渗透趋势，又有明显的褐色斑点密布，为子宫癌病变手象图示 ◆

经验：这种由皮肤表层向皮肤深层渗透趋势，需要连续观察，短则一天内就有变化，长则达10～20天才见有变化。

掌色学中通常将皮肤表层向皮肤深层渗透渐变过程称为“浮”转“沉”。

（四） 子宫癌指甲表象

◆ 拇指、食指的月痕弧影有黑色条纹向甲中部及甲缘延伸，无名指月痕弧影也有黑色条纹出现，为子宫癌甲象。（见图7-08-04）

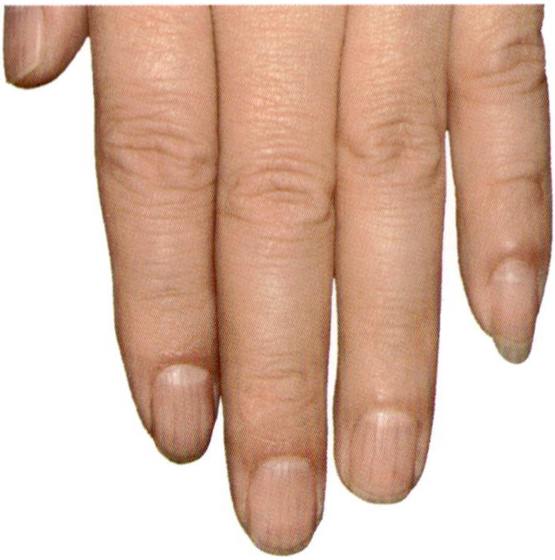

图7-08-04

拇指、食指的月痕弧影有黑色条纹向甲中部及甲缘延伸，无名指月痕弧影也有黑色条纹出现，为子宫癌甲象图示

（五）子宫癌耳部表象

子宫癌耳诊常用穴位：子宫穴、肿瘤特异Ⅰ区、肿瘤特异Ⅱ区、皮质下穴、内分泌穴、肾腺穴。（见图7-08-05）

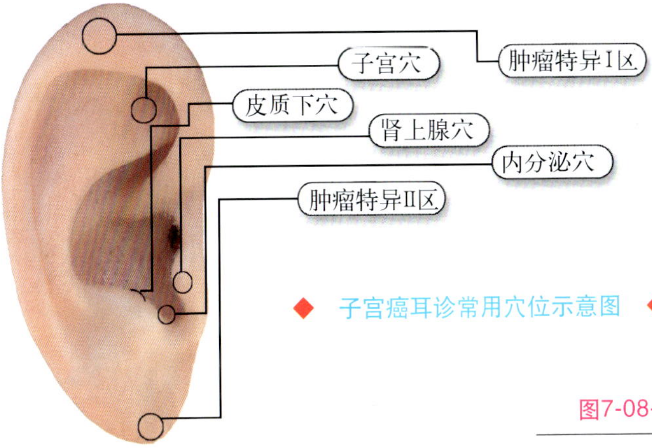

◆ 子宫癌耳诊常用穴位示意图 ◆

图7-08-05

◆ 耳部子宫穴有点、片状结节样隆起；肿瘤特异I区有蝇屎状斑块，压之退色；为子宫癌耳象。(见图7-08-06)

◆ 耳部子宫穴可触及皮下不移动、质地较硬的结节，并有强烈压痛，肿瘤特异II区也呈强烈压痛，为子宫癌耳象。

◆ 电测耳部子宫穴及肿瘤特异区均呈强阳性，皮质下穴、内分心穴、肾上腺穴也均见阳性反应，为子宫癌耳象。

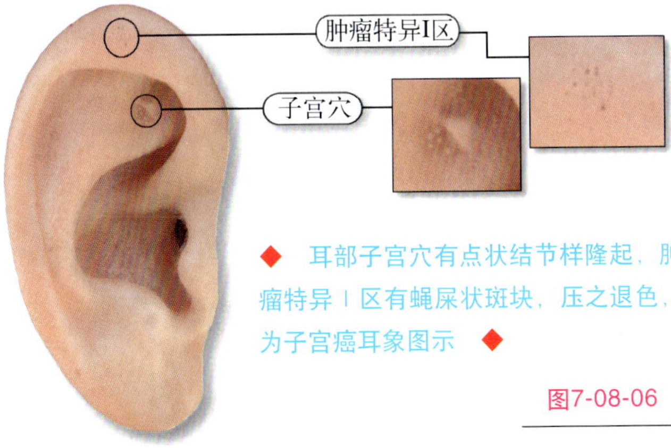

◆ 耳部子宫穴有点状结节样隆起，肿瘤特异Ⅰ区有蝇屎状斑块，压之退色，为子宫癌耳象图示 ◆

图7-08-06

第九节 子宫出血

一、子宫出血概述

子宫出血指在非月经期出血或停经后有子宫出血现象，是不正常的子宫出血。不正常的子宫出血可分为器质性、功能性两大类。本节主要阐述器质性子宫出血。

器质性子宫出血是指由女性生殖器官的某一部位的病变所引起的出血现象。主要症状是出血，出血的时间不规则、不定时、不可能预先知道。

器质性出血不影响卵巢的排卵功能，病人仍有原来规则的月经，只是在定期的月经之外另有不正常的出血。

二、子宫出血体表映象

（一） 子宫出血体象

◆ 子宫长期出血而引起贫血，为贫血型子宫出血体象。

（二） 子宫出血眼部表象

◆ 视物模糊或视力减退、睑结膜颜色浅淡，为器质性子宫出血眼象。出血停止后，视力可恢复。（见图7-09-01）

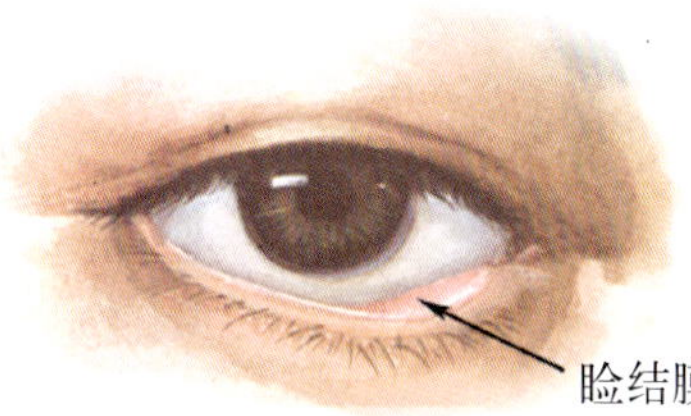

图7-09-01

（三） 子宫出血手部表象

◆ 子宫区周围有一直延伸到腕横纹附近呈深红色的红晕，为器质性子宫出血手象。（见图7-09-02）

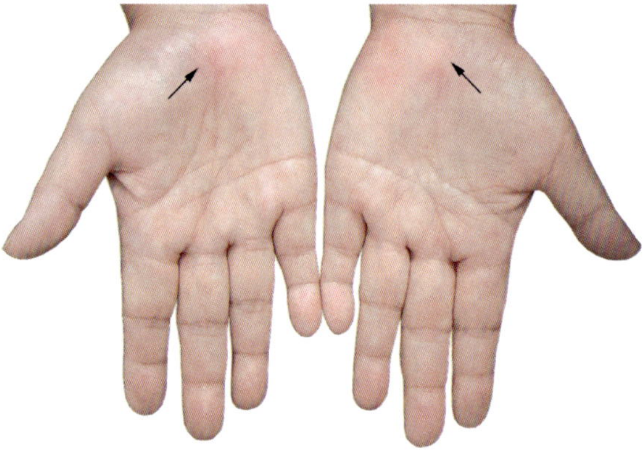

图7-09-02

子宫区周围有一直延伸到腕横纹附近呈深红色的红晕，为器质性子宫出血手象图示

第十节
子宫位置不正

一、子宫位置不正概述

正常子宫位置为前倾前屈，以利于经血流出。如果子宫后倾后屈，容易造成经血流出不畅，积聚子宫腔，使子宫腔内的压力增加，给经血逆流进入腹腔创造了条件。

子宫位置不正会影响受孕，正常位置的子宫容易受孕。因为性交后精液积聚在阴道顶端的后穹窿处，形成一个精液池。前倾屈子宫的子宫颈朝下，浸泡在精液池中，精子容易通过子宫颈上游进入宫腔，进而进入输卵管与卵子相遇而受精。

后倾屈的子宫因为子宫颈朝向下方，性交后在后穹窿积聚的精液池中的精子不能与子宫颈接触，因而精子不能上游进入宫腔，受孕的机会自然减少。这就是为什么子宫位置不正常可以影响受孕的道理。

（三） 子宫寒凉湿热手部表象

◆ 子宫区呈青白色，大鱼际靠近坎位区有大片青块，为子宫寒凉手象。(见图7-11-01)

◆ 坎位光滑、发亮，向下凹陷，为子宫寒凉手象。(见图7-11-02)

◆ 子宫区呈红色，并杂有白色或咖啡色，为子宫内湿热手象。(见图7-11-03)

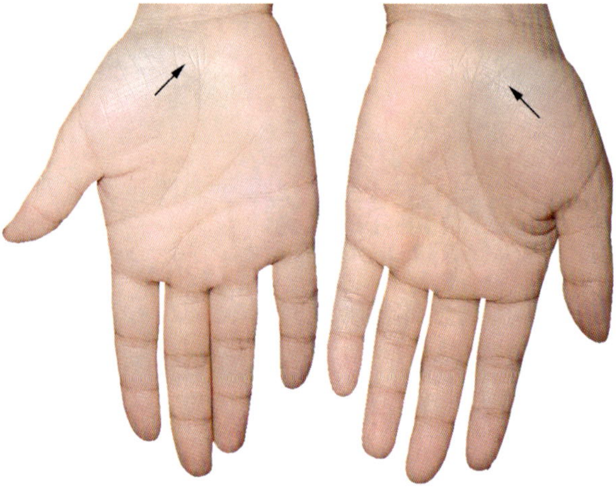

图7-11-01

◆ 子宫区呈青白色，大鱼际靠近坎位有大片青块，为子宫寒凉手象图示 ◆

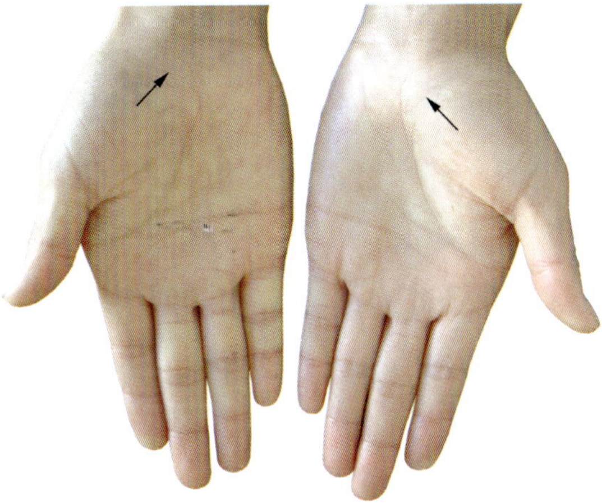

图7-11-02

◆ 坎位光滑、发亮，向下凹陷，为子宫寒凉手象图示 ◆

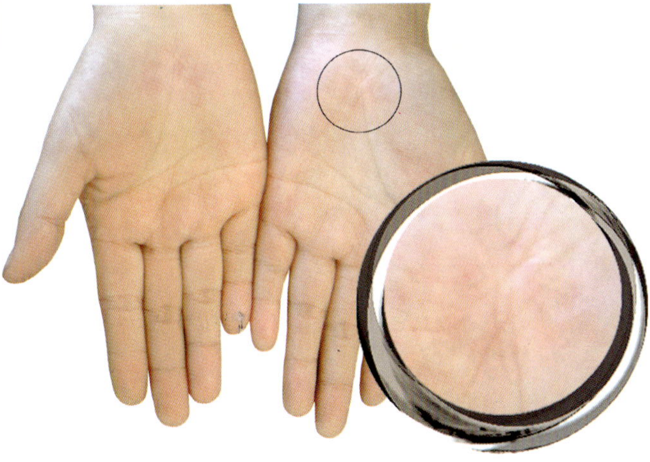

图7-11-03

◆ 子宫区呈红色，并杂有白色，为子宫湿热手象图示 ◆

（四） 子宫寒凉湿热月经表象

- 经色深红，质黏，为子宫湿热体象。

（五） 子宫寒凉湿热白带表象

- 有黄带、赤带，为子宫湿热白带表象。
- 带下质稀，有少量腥味，为子宫寒凉白带表象。

第十二节 急性子宫颈炎

一、急性子宫颈炎概述

子宫颈炎是女性生殖系统炎症之一，是生育年龄妇女的常见病。根据病程及不同临床表现，分为急性宫颈炎、慢性宫颈炎。

急性宫颈炎多发生在产后或流产后，常与阴道炎同时存在。在急性炎症时，子宫颈发生充血、水肿，黏膜下组织被多核细胞浸润，有时通过上皮侵入腺的管腔，引起上皮的变形及脱落，严重时出现坏死和溃疡，并有脓性分泌物。

急性宫颈炎的病因可能与局部损伤和内分泌失调有关。本病除影响妇女健康外，还与子宫颈癌的发生有一定关系，故应特别予以注意。

中医认为急性宫颈炎与肝郁气滞或湿热下注等因素有关。

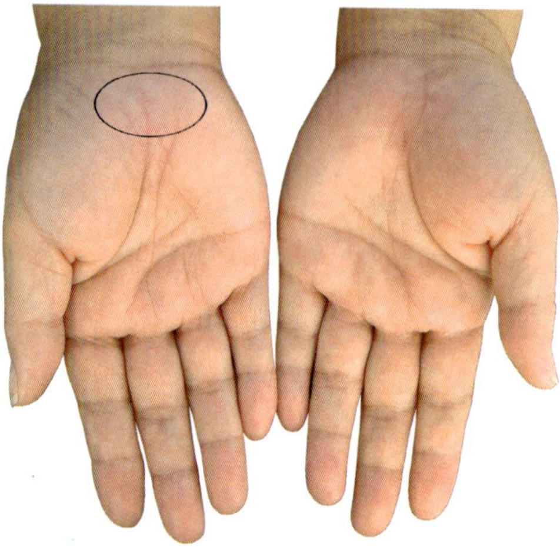

图7-12-03

宫颈区有白色斑点，为急性子宫颈炎手象图示

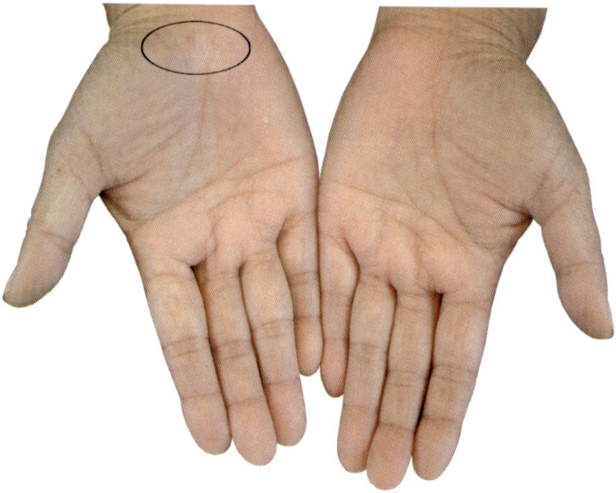

图7-12-04

宫颈区有边缘杂乱、青黑色凸起，为急性子宫颈炎手象图示

（四）急性子宫颈炎指甲表象

◆ 无名指指甲前缘呈红色，甲缘到甲根红色逐渐变淡。（见图7-12-05）

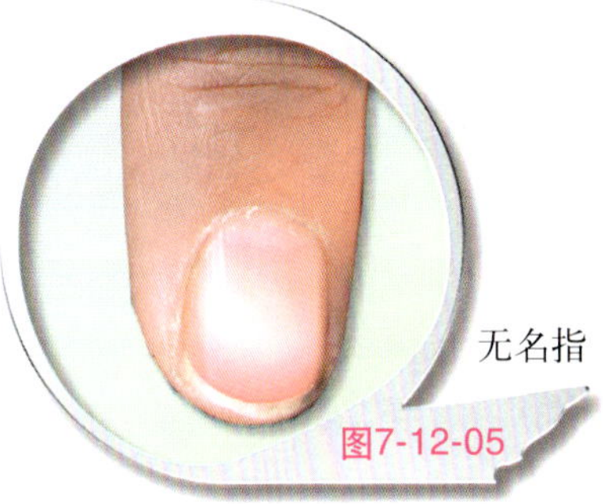

图7-12-05

◆ 无名指指甲前缘呈红色，甲缘到甲根红色逐渐变淡，为急性子宫颈炎甲象图示 ◆

（五）急性子宫颈炎耳部表象

◆ 耳部内生殖器穴与角窝中穴之间呈点、片状红晕，有环状皱折；内分泌穴呈点状红晕；为急性子宫颈炎耳象。（见图7-12-06）

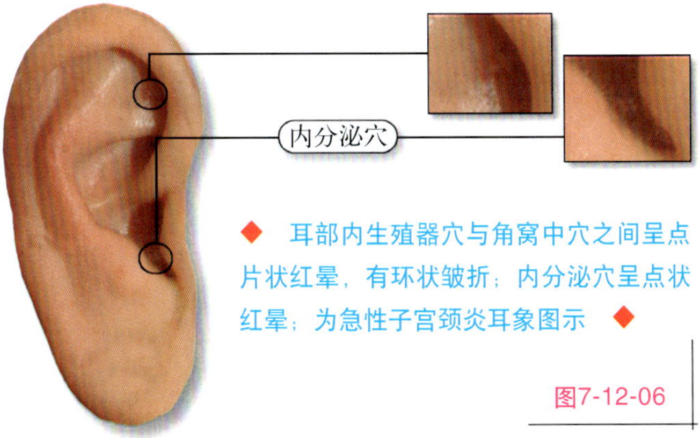

◆ 耳部内生殖器穴与角窝中穴之间呈点片状红晕，有环状皱折；内分泌穴呈点状红晕；为急性子宫颈炎耳象图示 ◆

图7-12-06

（六）急性子宫颈炎白带表象

◆ 白带色黄质稠有臭味，呈脓性或血性，为急性子宫颈炎白带象。

第十三节
慢性子宫颈炎

一、慢性子宫颈炎概述

慢性宫颈炎是妇女最常见的一种疾病。多由急性宫颈炎转变而来，在已婚、体虚的妇女更为多见。其病因是由于性生活或分娩时损伤宫颈，使细菌侵入而得此病。由于子宫颈黏膜皱壁较多，腺体呈葡萄状，细菌侵入腺体深处后较难根除，临床以慢性子宫颈炎为多见。

慢性宫颈炎有五种临床表现形式：

1. 子宫颈糜烂

这是最常见的一种慢性宫颈炎，表现为宫颈外口处阴道的部分外观呈细颗粒状红色。

2. 宫颈肥大

由于慢性炎症的长期刺激，子宫颈充血、水肿，腺体和间质增生，使宫颈呈不同程度的肥大。

3. 子宫颈息肉

在慢性炎症的长期刺激下，宫颈管黏膜局部增生，由于子宫具有排异作用，使增生的黏膜逐渐突出于宫颈口，形成息肉。

4. 宫颈腺囊肿

又称纳博特囊肿，简称纳囊。这是一种突出于宫颈表面的青白色小囊泡，内含无色黏液。

5. 宫颈内膜炎

即宫颈管炎。炎症局限于宫颈管黏膜及其下的组织，临床见宫颈阴道部光滑，但宫颈口充血或有脓性分泌物堵塞。

中医属“带下”范畴。以湿热型居多。

二、慢性子宫颈炎体表映象

(一) 慢性子宫颈炎体象

◆ 臀重胯酸、下腹部或腰骶部疼痛，经期加重；性交出血、外阴瘙痒、经期和排便时加重；为慢性子宫颈炎体象。

（二）慢性子宫颈炎面部表象

◆ 颜面枯黄、黧黑，为慢性子宫颈炎面象。

（三）慢性子宫颈炎人中表象

◆ 人中沟道凸隆，为慢性子宫颈炎人中象。

（四）慢性子宫颈炎手部表象

◆ 宫颈区有红白相间的圆形斑点，为慢性子宫颈炎手象。（见图7-13-01）

◆ 宫颈区有暗红色圆形斑点，为慢性子宫颈炎时间不长手象。（见图7-13-02）

◆ 宫颈区有暗黄色圆形斑点，为慢性子宫颈炎日久手象。（见图7-13-03）

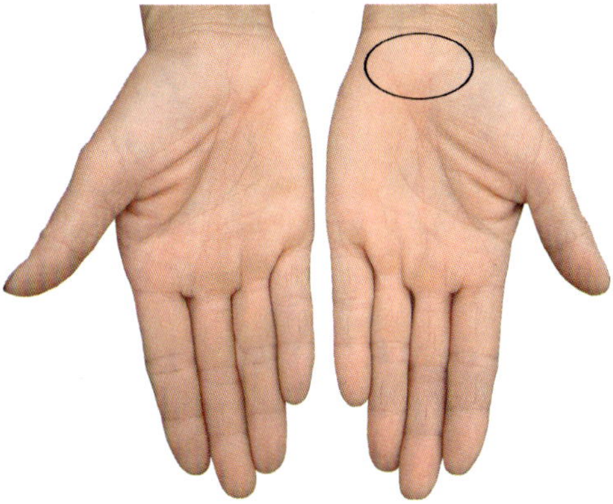

图7-13-01

◆ 宫颈区有红白相间圆形斑点，为慢性子宫颈炎手象图示 ◆

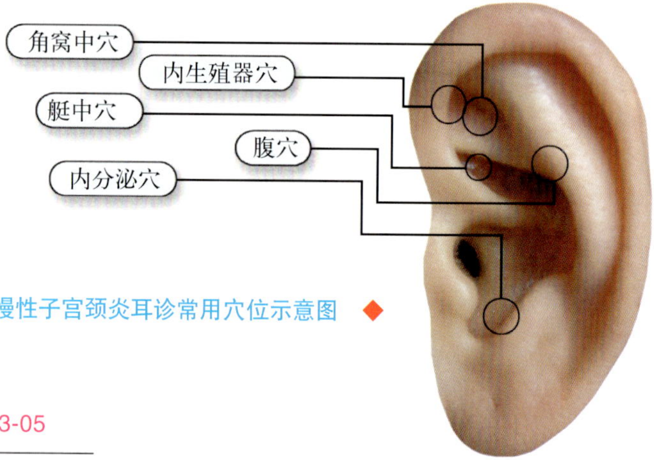

◆ 慢性子宫颈炎耳诊常用穴位示意图 ◆

图7-13-05

◆ 耳部内生殖器穴与角窝中穴之间有脂溢性脱屑，并伴有红色丘疹；内分泌穴呈点状红晕；为慢性子宫颈炎耳象。(见图7-13-06)

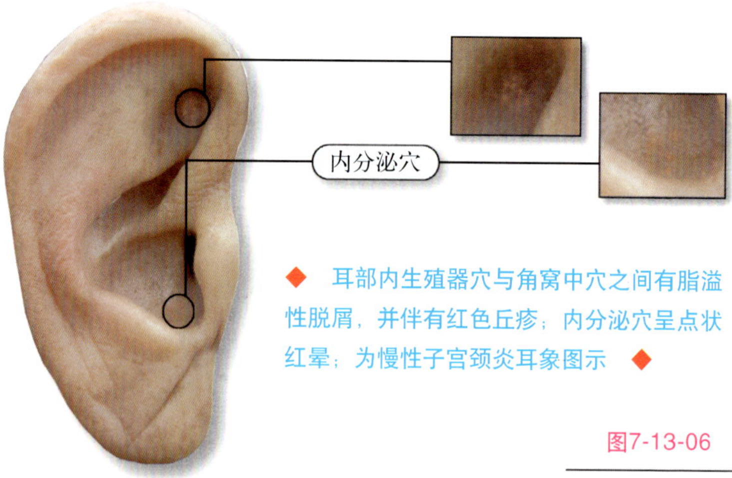

◆ 耳部内生殖器穴与角窝中穴之间有脂溢性脱屑，并伴有红色丘疹；内分泌穴呈点状红晕；为慢性子宫颈炎耳象图示 ◆

图7-13-06

◆ 耳部内生殖器穴和角窝中穴有重度压痛，触压后充血明显加重，为慢性子宫颈炎耳象。

◆ 电测角窝中穴呈强阳性反应，内生殖器穴、艇中穴、内分泌穴、腹穴呈阳性反应，为慢性子宫颈炎耳象。

（七） 慢性子宫颈炎白带表象

◆ 白带增多、色黄黏稠、有腥臭味，为慢性子宫颈炎白带象。

◆ 白带呈乳白色、黏液状，有时呈淡黄色脓性样或白带中夹有血丝样，为慢性子宫颈炎白带象。

◆ 有不规则阴道出血或性交后出血，并伴有下腹坠胀或腰骶部疼痛等症状，为慢性子宫颈炎伴有子宫息肉形成的白带象。

◆ 白带呈水样或豆腐渣样，为慢性子宫颈炎伴有外阴道结节的结核性宫颈炎白带象。

（八） 体检

◆ 妇科检查时可见围绕子宫颈外口有鲜红的一片，宫颈有不同程度的糜烂、肥大或有息肉。

第十四节 宫颈囊肿

一、宫颈囊肿概述

宫颈囊肿是指患宫颈炎时子宫颈腺体及其周围组织增生，使腺管受压，分泌物不能外流而潴留于内，形成大小不一的宫颈腺体囊肿。

宫颈腺体囊肿为灰色、透亮、表面光滑的小凸起，囊内含有清亮或混浊的黏液。

二、宫颈囊肿体表映象

（一） 宫颈囊肿人中表象

◆ 人中沟道有位置及形态不定的增生物，为宫颈囊肿人中象。

(二) 宫颈囊肿手部表象

- 宫颈区颜色偏红，为宫颈囊肿初期手象。(见图7-14-01)
- 宫颈区颜色偏白，为宫颈囊肿炎症日久手象。(见图7-14-02)
- 宫颈区颜色呈紫红，为宫颈囊肿炎症较重手象。(见图7-14-03)
- 宫颈区出现疏亮状潮红色或白色斑点，为宫颈囊肿手象。(见图7-14-04)

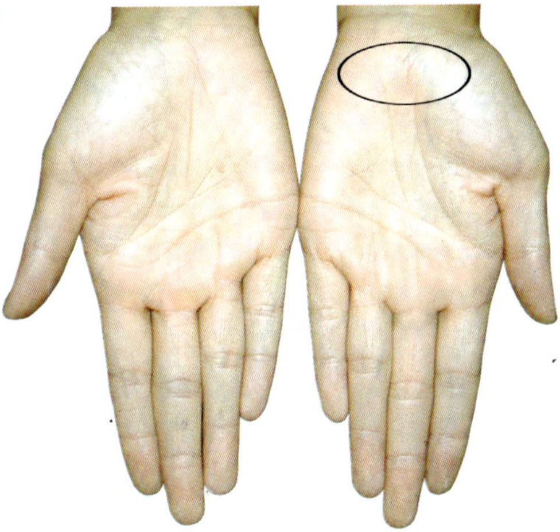

图7-14-01

◆ 宫颈区颜色偏红，为宫颈囊肿初期手象图示 ◆

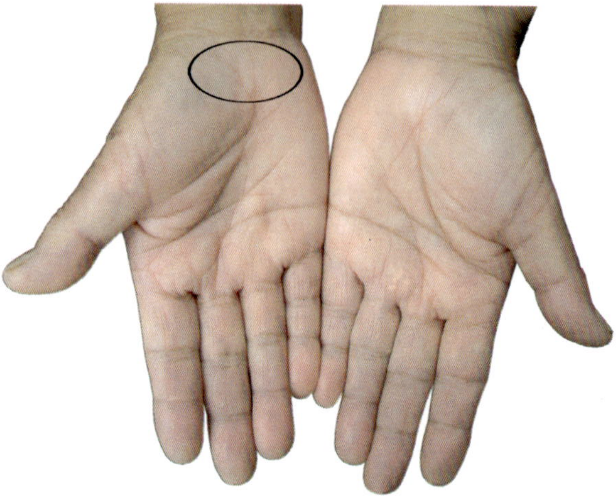

图7-14-02

宫颈区颜色偏白，为宫颈囊肿炎症日久手象图示

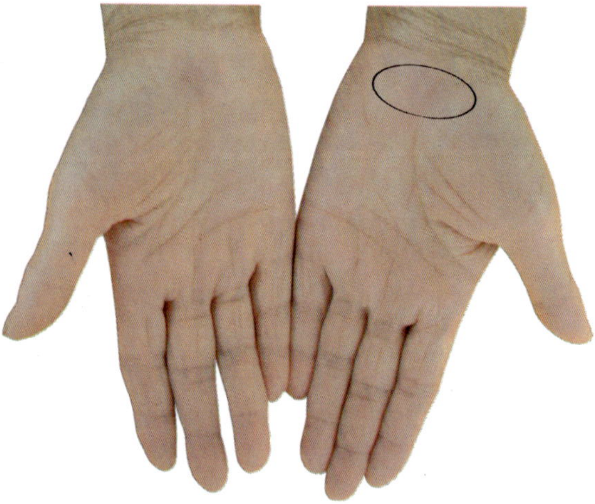

图7-14-03

宫颈区颜色呈紫红，为宫颈囊肿炎症较重手象图示

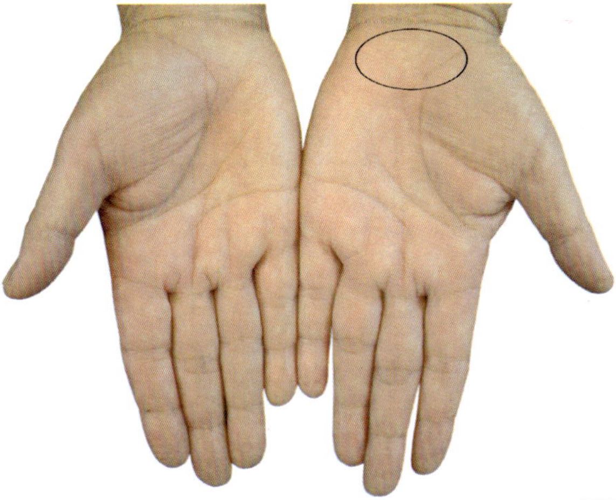

图7-14-04

◆ 宫颈区出现疏亮状潮红色或白色斑点，为宫颈囊肿手象图示 ◆

第十五节 宫颈糜烂

一、宫颈糜烂概述

宫颈糜烂是最常见的女性生殖器官炎症，尤其是已婚妇女，约半数以上均有不同程度的宫颈糜烂。

未婚女子由于处女膜的屏障作用，阴道内一般不会有外来物的侵入，所以很少有宫颈糜烂发生。婚后有了性生活，阴道相对处于一种“开放”状态。正常的、讲究卫生的性生活不会给女性带来任何危害，因为正常的精液具有一定的杀菌、消毒功能，而且女性的阴道也有自净自洁的功能。如果男性每次性交前都仔细清洗外生殖器，病菌就没有侵入阴道的机会。相反，如果性生活时不注意清洁卫生，病菌侵入阴道就有了可乘之机，会增加女性患生殖器官炎症的可能性。

另外，婚后女子分娩或流产时会造成不同程度的宫颈裂伤。虽然有时裂伤很小，当时并没有引起任何症状，但却给病菌打开了入侵之门，以致日后引起宫颈发炎。由于炎症的刺激，局部分泌物增加，宫颈长期浸渍在炎性分泌物内就会引起糜烂。此外，婚后的一些手术或妇科疾病的诊断、治疗，如人流手术、诊断性刮宫、宫颈扩张术等，也可能导致宫颈损伤、发炎。

有的女性很讲究卫生，但缺乏必要的知识，经常用较大浓度的消毒药液冲洗阴道，结果往往适得其反。因为这样做不仅会影响阴道正常菌群的生长，使其抑制致病菌的作用下降，也可造成不同程度的宫颈上皮损伤，最终出现糜烂。

二、宫颈糜烂体表映象

（一） 宫颈糜烂人中表象

◆ 人中沟道凸隆有斑点或溃烂，为宫颈糜烂人中象。

（二） 宫颈糜烂手部表象

◆ 宫颈区有白色或黄色斑块，周围掌色较淡，为宫颈糜烂手象。（见图7-15-01）

◆ 宫颈区纹线杂乱，周围有土黄色、白色或红色小斑片，界线不清，为宫颈糜烂手象。（见图7-15-02）

第十六节 宫颈癌

一、宫颈癌概述

宫颈癌是由子宫颈上皮病变慢慢演变而来，症状不明显，常令人疏于防范。最大特征是癌前期(即出现可疑症状到发病为止之期间)很长，约10~20年。

宫颈癌的转移及扩散以浸润为主(如穹窿、阴道、盆腔周围组织及膀胱、直肠等)，淋巴转移及血液转移较少见。

二、宫颈癌体表映象

（一） 宫颈癌早期体象

1. 阴道出血

◆ 性交后或妇检时，或便秘用力后，阴道分泌物(白带)中混有点滴状鲜血，有时呈条丝状，有时呈暗红色，为宫颈癌早期表象。

常识：初婚妇女的性交出血，可见于处女膜破裂出血，这种出血相对而言量较多，还伴有疼痛，约2周以后可以自行消失。

长期分居的夫妇，性交时用力过猛也可以引起诸如阴道、宫颈的出血。

◆ 年龄在30岁以上，已生育过而夫妻生活在一起的妇女，突然出现性交后阴道点状出血，应当作为宫颈癌的早期信号加以重视。

◆ 绝经后的阴道出血，出血量少又无痛苦伴随，这种不规则出血见于宫颈癌的早期。

常识：在两次月经期之间的非经期少量阴道出血，可能是一般月经不调的表象。

2. 白带异常

白带增多，伴有颜色和气味的变化。白带增多一般多发生于已有接触性出血之后，起初是正常的色味，渐渐是浆液性分泌物。

3. 自身感觉

主要为房事后不适，因局部受到刺激的缘故。如出现隐痛则已非早期，多提示盆腔等邻近组织已有转移侵蚀。

4. 疼痛发展

早期的宫颈癌无痛苦，进入晚期由于癌组织向宫颈附近浸润，累及骨盆壁、闭孔神经、腰骶神经等时，出现相应的疼痛症状，如下腹痛、腰骶痛、坐骨神经痛等。

5. 下肢水肿

一侧下肢有胀痛，为淋巴及血液循环系统受压，回流障碍导致。还出现转移后引起的泌尿系、消化系症状。

（二） 宫颈癌的中、晚期体象

1. 阴道出血

阴道出血由接触性点状出血(性交、检查、剧烈劳动)发展为血带，如自行出血、大出血，则为癌恶化至晚期的标志。

常识：阴道出血较早期表现的偶发性、少量接触性出血要明显，表现为绝经后或非经期出现阴道出血，有时为点滴如漏，有时则量多如崩；阴道出血极不规则，一般先少后多，时少时多，很少间断，后期可有大出血导致贫血。也有个别妇女始终无阴道出血的症状，多见于浸润型癌或无性生活者。

◆ 阴道流血，夹有瘀块，白带稍多；情绪郁闷，或心烦易怒，少腹胀感，胸胁胀满，周身疼痛，口苦咽干；为肝郁气滞宫颈癌体象。

◆ 阴道流血伴头晕耳鸣、腰膝酸痛、手足心热、夜寐不安，为肝肾阴虚宫颈癌体象。

◆ 不正常的阴道出血如非经期出血、性交出血、停经后出血，甚至是运动出血等，为宫颈癌体象。

2. 白带异常

◆ 晚期呈血性白带、浆液性白带，合并感染时有大量脓性或米汤样恶臭白带。白带如毛草屋滴下的“屋漏水”样。

常识：白带由增多→水样带→浆液性带→洗肉水样带(血带)→恶臭脓血带(五色带)，提示宫颈癌由早期到中、晚期的发展。

◆ 白带呈水样、黄色或成血水状，伴有残渣样块状物或腐块样东西，有恶臭味，为宫颈癌白带象。

常识：特别是混合脓液的青带、黄带，或混合血液的赤带、黑带等更须谨慎。

3. 疼痛发展

宫颈癌一旦出现疼痛，则象征已进入晚期，为盆腔转移的标志。

4. 恶液质

渐见消瘦、羸弱、乏力、面色萎黄，发热则已近濒危。

（三）宫颈癌手部表象

◆ 宫颈区有不规则的暗青色、黄褐色凸起斑点或硬块，为子宫颈癌手象。(见图7-16-01)

◆ 宫颈区皮肤光滑明亮，皮下色暗，为其对应部位曾有过手术史手象。(见图7-16-02)

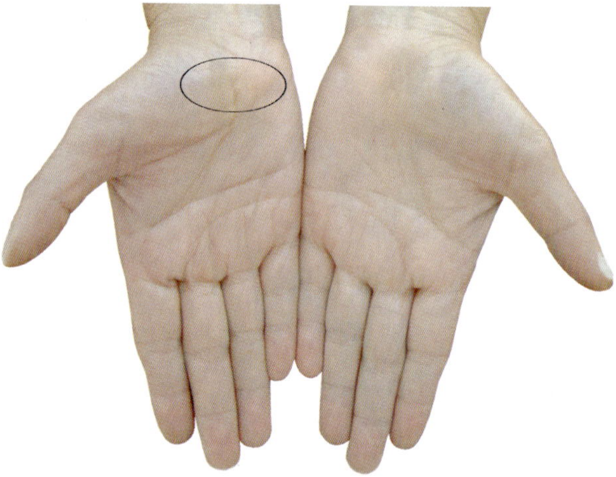

图7-16-01

◆ 宫颈区出现黄褐色凸起硬块，为子宫颈癌手象图示 ◆

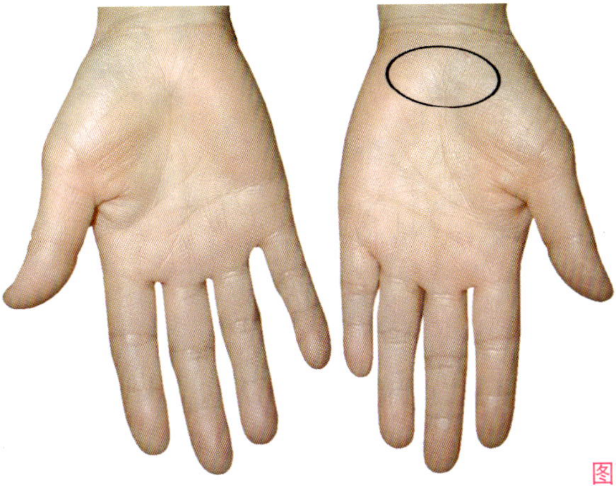

图7-16-02

◆ 宫颈区皮肤光滑明亮，皮下色暗，为其对应部位曾有过手术史手象图示 ◆

（四） 宫颈癌耳部表象

宫颈癌耳诊常用穴位：内生殖器穴、肿瘤特异Ⅰ区、肿瘤特异Ⅱ区。(见图7-16-03)

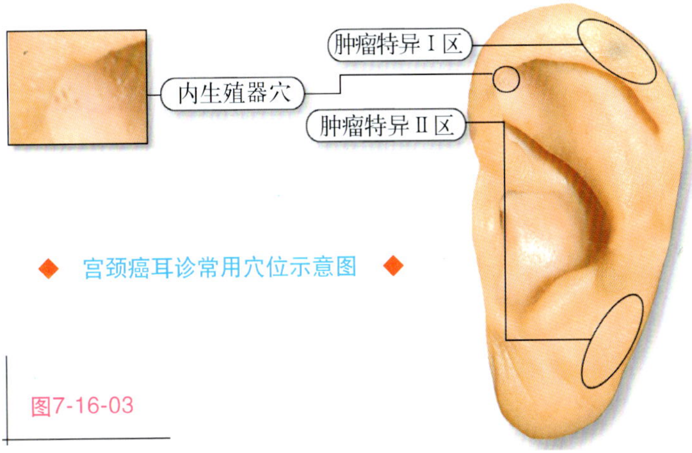

◆ 宫颈癌耳诊常用穴位示意图 ◆

图7-16-03

◆ 耳部内生殖器穴呈暗红色点或结节状隆起；皮下可触及质硬、界限不清的不移动的结节，有重度压痛；肿瘤特异I区呈小片状浅暗灰色，压之退色；肿瘤特异II区有重压痛；为子宫颈癌耳象。

（五） 宫颈癌舌部表象

◆ 舌质稍暗，苔微黄，为肝郁气滞型宫颈癌舌象。(见图7-16-04)

◆ 舌质暗红，苔黄腻，为湿热瘀毒型宫颈癌舌象。多因房事不洁，损伤肾气，湿热结毒；或情志不遂，损伤肝脾，痰湿内生，郁久化热结毒；形成本病。(见图7-16-05)

◆ 舌质红，苔少或剥，为肝肾阴型虚宫颈炎舌象。多因早婚多产，不节房事，损伤肾气，精血不足，邪毒入侵，形成本病。(见图 7-16-06)

经验：舌质稍暗，为气血不畅之征；舌苔微黄，是邪有化热之势。多因恚怒抑郁，忧思不解，气血郁滞，日久生瘀而成本病。

◆ 舌质稍暗，苔微黄，为肝郁气滞型宫颈癌舌象图示 ◆

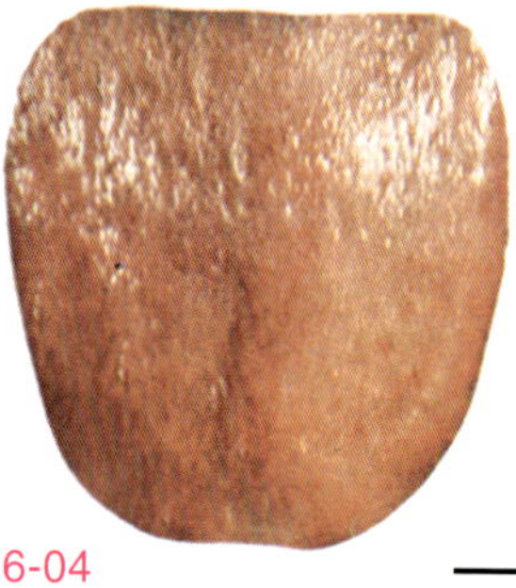

图7-16-04

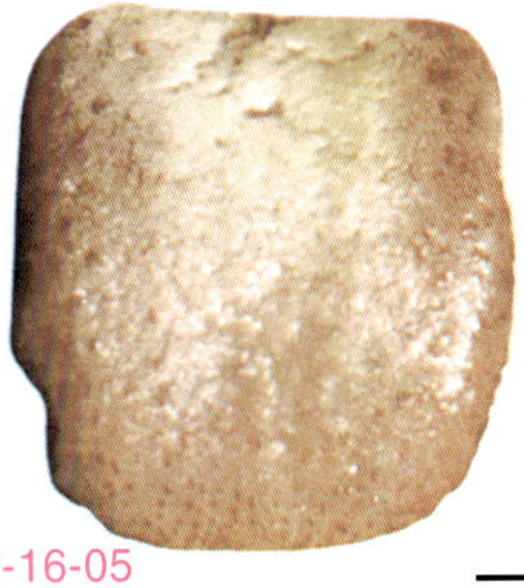

图7-16-05

◆ 舌质暗红，苔黄腻，为湿热瘀毒型宫颈癌舌象图示。多因房事不洁，损伤肾气，湿热结毒；或情志不遂，损伤肝脾，痰湿内生，郁久化热结毒；形成本病 ◆

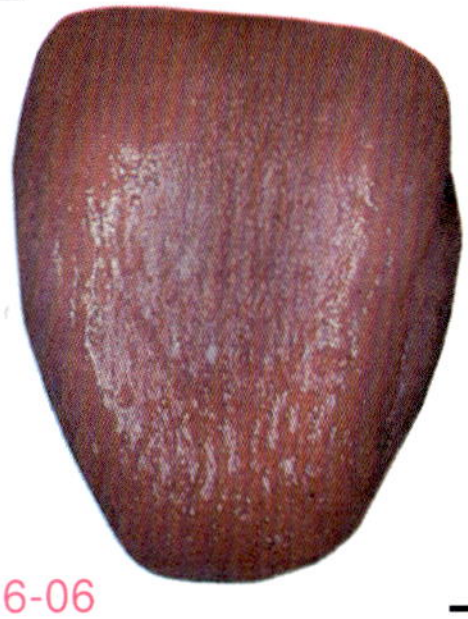

图7-16-06

◆ 舌质红，苔少或剥，为肝肾阴虚型宫颈炎舌象图示。多因早婚多产，不节房事，损伤肾气，精血不足，邪毒入侵，形成本病 ◆

（六） 宫颈癌脉象

◆ 脉弦，为肝郁气滞型宫颈癌脉象。

◆ 脉滑数或弦滑，为湿热瘀毒型宫颈癌脉象。

◆ 脉弦细微数，为肝肾阴虚型宫颈癌脉象。

三、宫颈癌早期鉴别要点

(一) 子宫其他疾病与宫颈癌早期鉴别诊断

1. 宫颈慢性炎症与宫颈癌鉴别要点

宫颈慢性炎症病程较长，有较久的白带增多史，较少出血，可作阴道细胞学检查，必要时作活体组织检查可确诊。

2. 宫颈息肉与宫颈癌鉴别要点

宫颈息肉有接触性出血，因息肉血管分布较多，但白带变化不明显，阴道镜检可以识别，必要时作活体组织检查可诊断。

3. 子宫肌瘤与宫颈癌鉴别要点

子宫肌瘤有白带增多及月经过多史，但无性交接触性出血情况。阴道内窥镜检查，可见宫颈光滑。

(二) 其他原因白带异常与宫颈癌区别

◆ 体质虚弱。久病体劳、营养不良的妇女，其白带呈透明水性，且量多。

◆ 霉菌性阴道炎的白带呈凝乳样，阴道及外阴部常覆盖着一层白膜状分泌物。这种阴道炎由感染白色念珠菌引起，还表现为外阴及阴道奇痒，甚至坐立不安。

◆ 滴虫性阴道炎的白带为稀薄的泡沫状或混有少许血丝，是感染阴道毛滴虫而引起，亦伴有外阴及阴道瘙痒。

四、其他

（一） 现代检查手段

1. 阴道内窥镜检查

包括可放大数百倍的阴道显微镜，可观察宫颈外状况。

2. 阴道细胞涂片检查

取刮片作细胞涂片检查，主要刮宫颈片或后穹窿吸片，可适于普查及窥镜检查可疑者，阳性率达95%。

3. 子宫颈活体组织检查

于宫颈切取一锥形组织，上述检查为阳性者，用此法可确诊。

4. 阴道双合或三合检查

阴道双合或三合以检查癌转移浸润盆腔组织情况。

（二） 预防措施

◆ 根治癌前潜病：彻底治愈慢性宫颈炎，切除息肉，用激光、冷凝、中药治愈宫颈糜烂、白斑，铲除癌变的土壤。

◆ 调整冲任，平衡相火过亢，更年期尤应节制房事。并予相火汤：生地、女贞子、丹皮、知母、黄柏治疗。

◆ 防止早婚、早育、多产、乱淫，节制房事，注意性生活及经期卫生，男性包皮过长应切除。

性成熟期体积最大，以后由于多次排卵，表面留有疤痕，故凹凸不平。35～40岁卵巢开始缩小，50岁左右随月经停止而逐渐萎缩。

二、卵巢的主要功能

卵巢是女性性腺器官，有产生卵细胞、分泌女性激素的功能。

卵巢产生的雌激素和孕激素，具有促进乳腺和子宫内膜的生长等生理功能，还产生少量雄激素、松弛素、卵泡抑制素和性分泌素。雌激素主要有3种，分别为雌二醇、雌酮和雌三醇，其中雌二醇作用最强，卵泡和黄体都能产生这种激素。孕激素主要有孕酮，也叫黄体酮，在卵泡排卵之前，体内孕酮水平很低，排卵后，卵泡组织变成的黄体能大量分泌孕酮。

（一） 雌激素的作用

在儿童时期，只有少量雌激素分泌，到了青春期，雌激素分泌显著增加，以后月复一月周期性分泌。绝经期卵巢功能衰竭，雌激素分泌明显减少。

雌激素有以下作用：

◆ 促进女性生殖器官的生长、发育，并维持功能上的成熟。这些器官包括外阴、阴道、子宫及输卵管。雌激素对卵巢本身的发育也是必需的。

◆ 促进女性第二性征的形成。雌激素刺激乳腺的增生和发育，形成女性体态，使脂肪分布在臀、腹部和乳房。骨盆增大，腋毛、阴毛的生长和分布也受雌激素的影响。

◆ 维持女性正常性功能。

◆ 维持下丘脑–垂体–卵巢轴系的正常反馈调节功能。促进垂体分泌乳素。

◆ 对糖、脂肪、蛋白质及水盐代谢有调节作用。

（二） 孕激素的作用

孕激素主要是孕酮，主要是对妊娠的维护。就是说在雌激素作用的基础上，进一步作用于生殖道和乳腺，创造受精卵种植的环境，有利于维持妊娠，并准备泌乳。没有雌激素的先期作用，孕激素无从发挥作用；单有雌激素的作用，也不能完成受孕、妊娠、泌乳等一系列任务。二者通力合作，才能完成孕育下一代的使命。具体作用分述如下。

◆ 维持妊娠。使子宫内膜继续增殖并呈黄体期的变化，为受精卵着床提供良好条件。减弱子宫和输卵管的活动，使受精卵安心地住在子宫，不被排出。

◆ 促进乳腺组织发育成熟。

◆ 维持下丘脑–垂体–卵巢轴系的功能调节，抑制黄体生成素的分泌。

（三） 卵巢功能在女性一生中的变化

女性在一生中大致要经历5个阶段，分别为儿童期、青春期、生育期、更年期和老年期。这几个阶段的出现主要决定于下丘脑-垂体-卵巢轴功能的发育成长、成熟和衰退，同时体内的内分泌功能也有相应的变化。

◆ 儿童期：女孩出生后至青春期，下丘脑-垂体-卵巢轴功能处于抑制状态，主要是下丘脑促性腺激素释放激素的分泌未被启动，不能兴奋垂体黄体生成素和卵泡刺激素的分泌。

◆ 青春期：卵巢较小，而表面光滑，随性成熟而增大。

◆ 生育期：女孩月经初潮后，开始时周期可以不规律，也无排卵，以后逐步建立规律的月经周期和出现周期性排卵，雌激素、孕激素、黄体生成素和卵泡刺激素也出现周期性变化。此期生殖器官均已发育成熟，性腺功能趋于稳定，为生育期，历时约30年。

◆ 更年期：随月经停止而萎缩。

◆ 老年期：卵巢功能衰竭，促性腺激素释放激素、黄体生成素和卵泡刺激素升高，雌激素水平低落，对下丘脑-垂体不起反馈作用，不能维持女性第二性征。出现外阴瘙痒、老年性阴道炎及尿失禁等。骨质疏松和冠心病发生率升高。

第二节 卵巢疾病体表映象综览

卵巢疾病手诊要点

卵巢疾病以卵巢区的纹理色泽变化为主要诊察依据，同时根据病变不同参照生命线尾端的纹理变化。

(一) 卵巢在掌部的对应位置

子宫区对称中心的左上侧，为左侧卵巢(附件、输卵管)的位置；右上侧，为右侧卵巢(附件、输卵管)的位置。对称中心点及其周围为子宫的位置。对称中心点向下靠近掌根依次为宫颈及阴道的位置。(见图8-02-01)

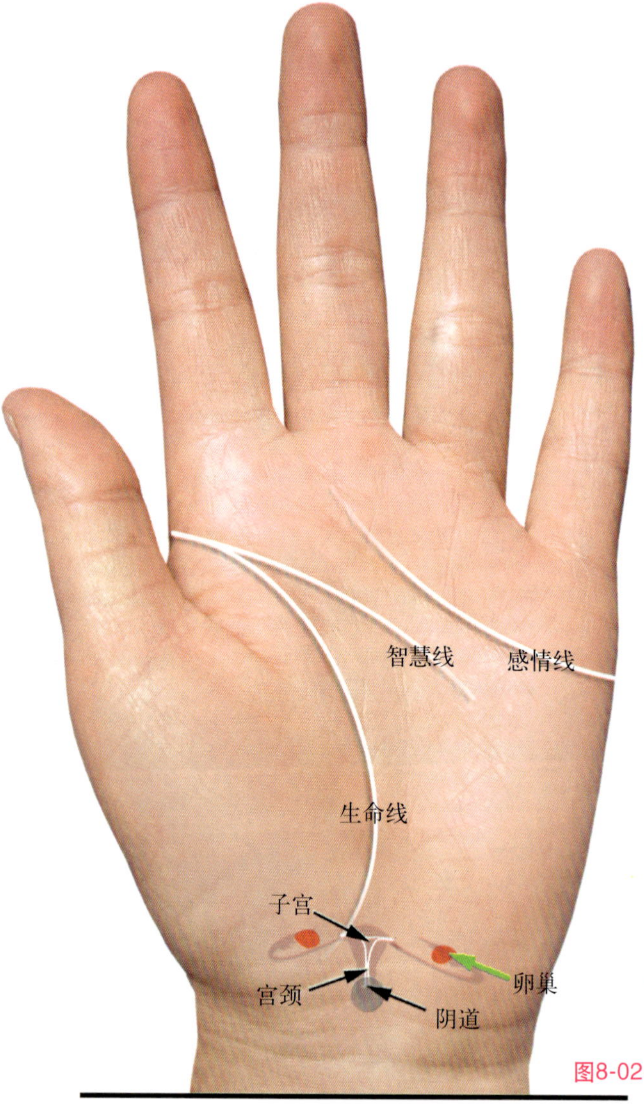

图8-02-01

◆ 卵巢在手掌上的对应位置 ◆

（二） 卵巢疾病纹线色泽特征

手诊卵巢疾病主要以诊察卵巢区纹线色泽的变化以及卵巢区有无岛纹为主要诊断依据。

第三节 卵巢囊肿

一、卵巢囊肿概述

卵巢囊肿是卵巢真性肿瘤与卵巢瘤样病变的总称，两者外形相似。

真性肿瘤有良性和恶性之分。

卵巢瘤样病变，又称非赘生性卵巢囊肿，包括滤泡囊肿、黄体囊肿、黄素囊肿、卵巢巧克力囊肿、炎症性卵巢囊肿等，其中大多能自行消退。

卵巢囊肿，分浆液性及黏液性。浆液性囊肿为单房、含浆液。黏液性囊肿为多房、含黏液。可发展成巨大肿瘤。

二、卵巢囊肿体表映象

(一) 卵巢囊肿手部表象

◆ 生命线尾端有长叶状岛纹，坎位有暗斑，为卵巢囊肿手象。(见图8-03-01)

◆ 卵巢区出现凸起的岛纹或淡黄色竖状条索，为卵巢囊肿手象。(见图8-03-02)

◆ 卵巢区出现淡红、乳白色斑点，为急性卵巢囊肿手象。(见图8-03-03)

◆ 卵巢区有水肿样较高的凸起或血管状的凸起(但皮下并没有血管出现)，为凸起侧有卵巢囊肿手象。(见图8-03-04)

◆ 卵巢区出现陈旧性斑块(褐色或土黄色)，为卵巢囊肿日久手象。(见图8-03-05)

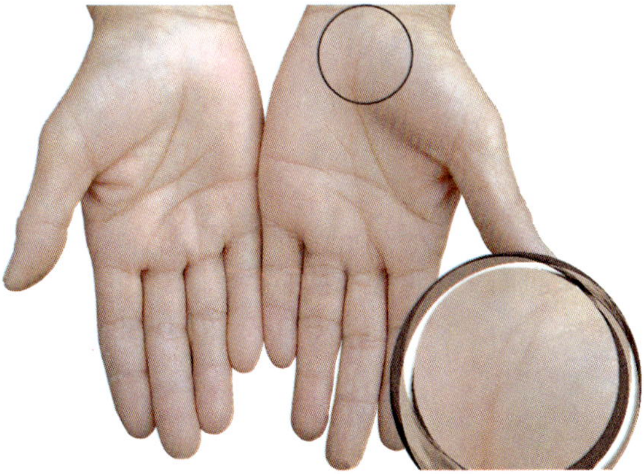

图8-03-01

◆ 生命线尾端有长叶状岛纹，坎位有暗斑，为卵巢囊肿手象图示 ◆

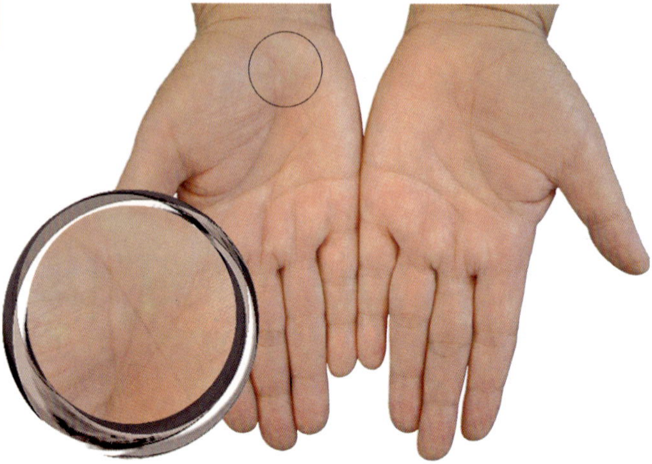

图8-03-02

◆ 卵巢区出现凸起的纹，为卵巢囊肿手象图示 ◆

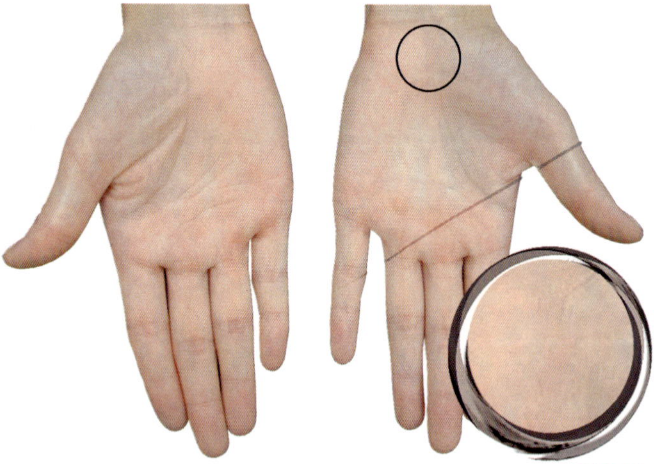

图8-03-03

◆ 卵巢区出现淡红、乳白色斑点，为急性卵巢囊肿手象图示 ◆

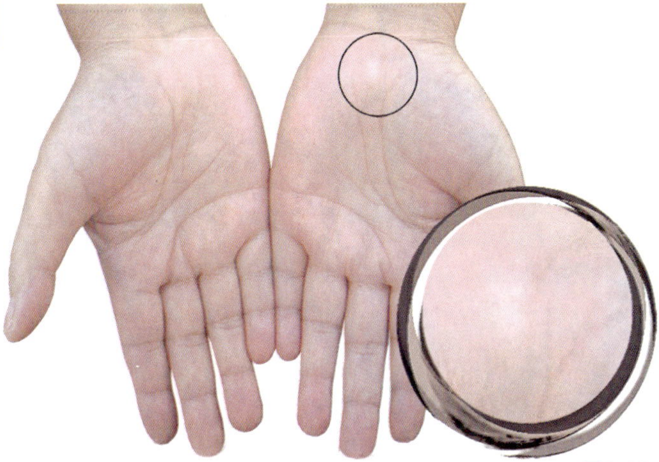

图8-03-04

◆ 卵巢区有水肿样较高的凸起，为凸起侧有卵巢囊肿手象图示 ◆

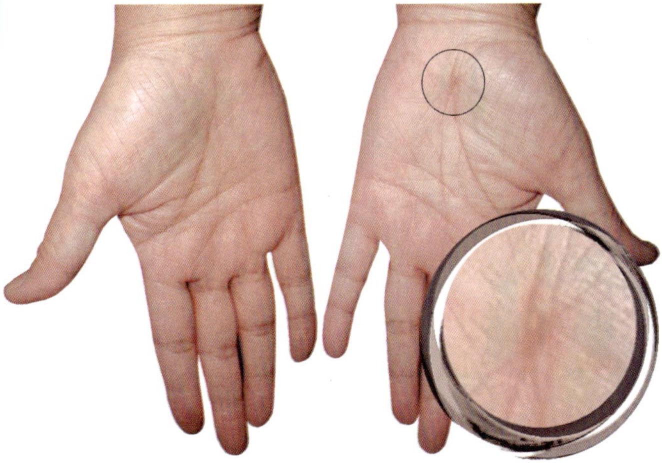

图8-03-05

◆ 卵巢区出现陈旧性褐色斑块，为卵巢囊肿日久手象图示 ◆

（二） 卵巢囊肿指甲表象

◆ 食指指甲内侧沿有粗细凹凸条，甲弯曲，毛糙，甲沿皮肤粗糙，为卵巢囊肿甲象。(见图8-03-06)

◆ 食指指甲内侧沿有粗细凹凸条，甲弯曲，毛糙，甲沿皮肤粗糙，为卵巢囊肿甲象图示 ◆

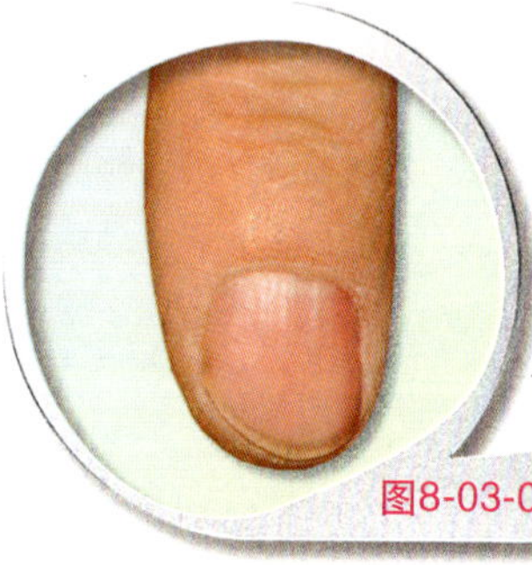

图8-03-06

第四节
卵巢脓肿

一、卵巢脓肿概述

卵巢脓肿是女性生殖器官病症之一。一般多由处理分娩、流产或刮宫、取环、放环等手术时消毒不严格导致病菌侵入而致；也有因在月经还未干净时就行房事；或因盆浴而引起上行感染；或阑尾炎、膀胱炎等疾病造成的细菌直接蔓延而引发病症。

二、卵巢脓肿体表映象

（一） 卵巢脓肿体象

◆ 发低烧，怕冷，打寒颤，头痛，身体乏力，腹部胀痛，食欲不振，腹泻，为卵巢囊肿体象。

◆ 下腹部常有压痛或反跳痛，甚至还可以摸到包块，为卵巢囊肿体象。

◆ 病情急性发作严重时甚至有可能出现昏迷、抽搐等，为卵巢囊肿体象。

（二） 卵巢脓肿手部表象

◆ 生命线没有围绕金星丘而伸向月丘，小指弯曲，为卵巢脓肿手象。（见图8-04-01）

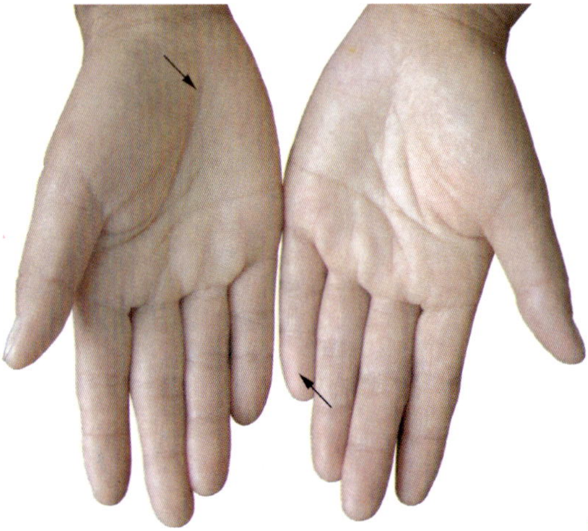

图8-04-01

◆ 生命线没有围绕金星丘而伸向月丘，小指弯曲，为卵巢脓肿手象图示 ◆

经验：尾指弯曲、生命线倾向于月丘方向的女性子宫与卵巢都有缺点。

（三） 卵巢脓肿月经表象

◆ 月经失调，痛经，为卵巢脓肿月经象。

第五节 卵巢癌

一、卵巢癌概述

卵巢癌是女性生殖器常见的肿瘤之一，占女性肿瘤的第三位。

卵巢肿瘤可发生于任何年龄，多见于生育期妇女。卵巢肿瘤可发生蒂扭转、破裂及感染等并发症。由于卵巢癌较难发现，恶性程度较大，转移扩散较快，对妇女威胁较大，因此注意早期先兆，争取早期发现，具有特殊意义。

卵巢癌发病的原因与家族有关，约20%～25%卵巢恶性肿瘤患者有家族史。环境污染、工业粉尘影响、内分泌因素、持续排卵等因素也会诱发卵巢肿瘤。

中医认为卵巢癌为肝肾阴阳偏盛、冲任失调导致相火偏亢，因寒温失节，邪气积聚于腹而形成。卵巢属于冲任理论体系，是天癸产生之源，受肝肾影响，因此卵巢功能正常与否，与冲任调节和肝肾阴阳密切相关。

常识：卵巢肿瘤蒂扭转为卵巢肿瘤中最易发生的一种并发症，多发生于中等大小、瘤蒂长、与周围组织无粘连、活动度大、重心偏于一侧的囊肿。卵巢瘤蒂是由骨盆漏斗韧带、卵巢韧带、输卵管及其系膜与其中的血管构成。瘤蒂扭转后由于静脉回流受阻，引起瘤内高度充血或血管破裂出血，致使瘤体迅速增大，呈紫黑色，有时甚至破裂。瘤蒂扭转可顺时针或逆时针方向进行，或有部分扭转(不足一圈)或多发扭转(一圈以上)。

二、卵巢癌体表映象

(一) 早期先兆

1. 下腹不适

在月经周期排卵期，有腹胀、隐痛，或热感、酸坠感，并有逐渐加重趋势。

2. 月经紊乱

月经紊乱是卵巢癌的一个主要特征，颗粒细胞癌尤为明显。

3. 类内分泌综合征(非妇科症状)

卵巢癌的早期先兆，可表现为内分泌综合征及副激素综合征。

主要特征为性欲亢进、乳溢，甚至出现肾上腺皮质亢进及甲状腺功能亢进症，原因为卵巢分泌促性腺激素、促肾上腺皮质激素及促甲状腺激素、催乳素等增高之故。

（二） 卵巢癌体象

导读： 卵巢癌是极其危险的一种妇科肿瘤，因为卵巢深居盆腔之中，隐藏深处而暗自发展，一旦出现明显的腹部症状已为晚期，所以，如果出现了一些蛛丝马迹，应认真对待，及时处理。

◆ 女性更年期，突然出现不明原因的少腹不适(隐痛、坠胀、热灼感)及月经紊乱，为卵巢癌报警信号。

◆ 自觉小腹增大，裤腰缩小。可摸及下腹有块，早晨清楚，排尿后又消失，为卵巢癌体象。

◆ 清晨起床抚摸下腹部(可在清晨未起床排尿前，仰卧床上，两腿屈曲用手缓慢地由上而下地触摸腹部)，能触到隆起的肿块，按压时闷痛，表面凹凸不平，为卵巢癌体象。一侧有肿块为良性肿瘤；双侧有肿块，为恶性肿瘤。

◆ 出现消瘦、严重贫血等恶液质现象，为卵巢癌晚期体象。

◆ 腹胀、腹痛、腰痛或下肢疼痛，为卵巢癌向周围组织浸润或压迫神经时的体象。

◆ 阴道出血：约1/4～1/3患者可出现应激性出血，绝经期后出血尤应注意，见阴道出血已非早期。

◆ 腹水及血腹水：多出现于晚期(受压症状)。

（三） 卵巢癌手部表象

◆ 生命线尾端断裂，卵巢区的岛纹内有“米”字样纹，并见咖啡色斑，为卵巢癌手象。（见图8-05-01）

◆ 生命线尾端被较深的健康线横切，卵巢区有暗黄色斑点，为卵巢癌手象。（见图8-05-02）

（四） 卵巢癌叩诊

◆ 叩诊呈鼓音，无移动性浊音。

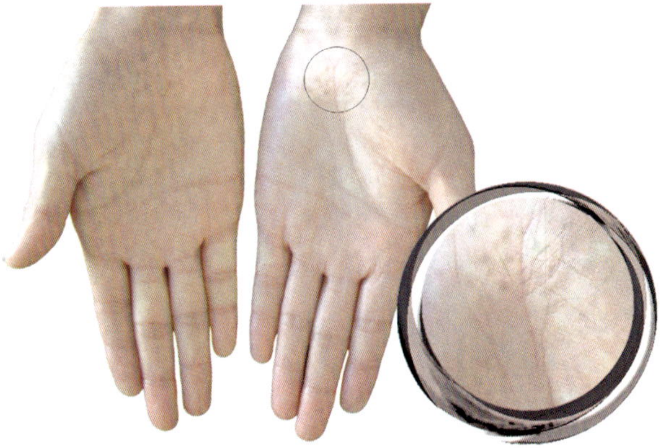

图8-05-01

◆ 生命线尾端断裂，卵巢区的岛纹内有“米”字样纹，并见咖啡色斑，为卵巢癌手象图示 ◆

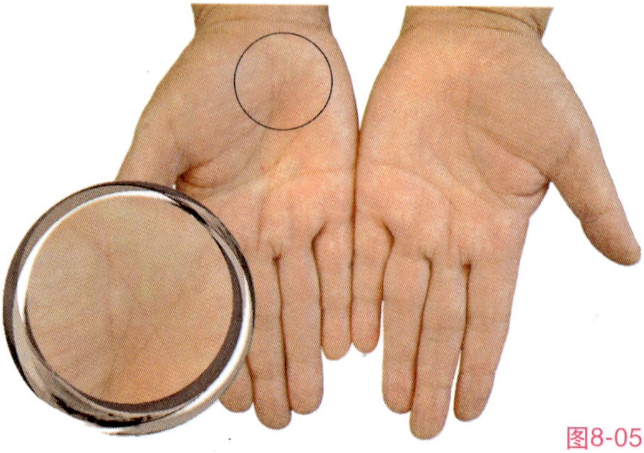

图8-05-02

生命线尾端被较深的健康线横切，卵巢区有暗黄色斑点，为卵巢癌手象图示

（五）鉴别诊断

1. 卵巢囊肿与卵巢癌的鉴别

卵巢囊肿属卵巢良性肿瘤，发病率很高，多为浆液性囊肿，双侧或仅单侧，病程较长，有蒂，易发生扭转引起剧痛。病程较长者，甚至达数十年，与卵巢癌的发展快、肿块迅速增大迥异。

可根据病史、增长较慢及X线片进行鉴别。乳头状囊腺瘤者，X线片下可显示钙化物——砂样粒，如出现迅速增大及疼痛、压迫症状、不规则阴道出血，即提示有恶变可能。

2. 卵巢纤维瘤与卵巢癌的鉴别

卵巢纤维瘤属良性，罕见，有蒂，X线片可鉴别，常有钙化区，很少恶变。

3．卵巢畸胎瘤与卵巢癌的鉴别

卵巢畸胎瘤为囊性及实性两种，有良、恶之分，X线片有牙、骨。此外，病理切片可证实，如迅速增长，则为癌变恶兆。

4．卵巢结核与卵巢癌的鉴别

卵巢结核有全身其他部位结核史，病程较长，少腹经常疼痛，月经量渐少或延期。并可有全身结核毒素中毒症状、消瘦、潮热、盗汗。也易并发卵巢周围炎及卵巢深部形成结节、干酪样坏死性脓肿。

5．卵巢炎症与卵巢癌的鉴别

卵巢炎症多为淋菌感染，以起病急、疼痛及发热显著、白细胞增高为鉴别要点。慢性者以病程长、疼痛明显、白细胞增高为特点。

三、预防与治疗

（一）现代早期诊断手段

◆ 妇科检查可发现子宫一侧有肿块，张力较大，有压痛，尤其在肿瘤与子宫相连的部位更为明显，并有局限性肌紧张。

◆ X线检查，摄平片可基本确定肿瘤的良、恶性质。

◆ 超声波或B超断层扫描可以基本作出判断。

◆ 剖腹探查，取病理组织活检，则可以确诊。

◆ 腹腔镜检查，可代替剖腹探查，能区别良性、恶性肿瘤。

- 免疫学诊断(特异性血清试验)，包括癌胎盘抗原、胚胎抗原升高等测定。
- 血腹水脱落细胞学检查，发现癌细胞可以助诊。
- 卵巢功能测定，作阴道涂片，发现雌激素升高。

(二) 预防措施

- 治愈卵巢结核及慢性炎症，以维护激素平衡。
- 调整更年期内分泌，清抑相火，节制性欲。
- 治则为调理冲任，滋肾阴清相火。

第六节
卵巢周围炎

一、卵巢周围炎概述

卵巢周围炎指由输卵管炎症扩散蔓延至卵巢周围，使卵巢感染的一种妇科疾病。表现为充血、水肿、纤维增生、功能失常，特别是排卵困难、不孕等。

二、卵巢周围炎体表映象

卵巢周围炎指甲表象

◆ 食指指甲内侧缘毛糙，有粗细不等的凹凸变化，边缘变红，为卵巢周围炎甲象。(见图8-06-01)

◆ 食指指甲内侧缘毛糙，有粗细不等的凹凸变化，边缘变红，为卵巢周围炎甲象图示 ◆

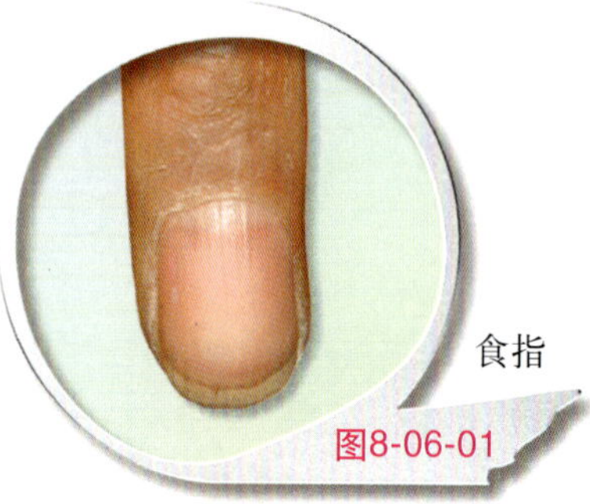

图8-06-01

第九章

盆腔疾病体表映象

目录

第一节 盆腔知识

一、盆腔的位置

盆腔是骨盆内的体腔部分，上与腹腔连接，下有由肌肉和筋膜构成的漏斗形的盆隔，四面除构成骨盆的各骨外，还由肌肉和筋膜组成腔壁。

二、盆腔的主要功能

盆腔内的脏器，前面有膀胱，后面有直肠，女性有子宫和阴道介于两者之间。腹膜遮盖腔壁内面和部分包裹盆腔内脏。腹膜在盆底脏器之间形成陷窝，男性有直肠膀胱陷窝，女性有直肠子宫陷窝和膀胱子宫陷窝。盆腔具有固定和保护以上脏器的功能。

第二节 急性盆腔炎

一、急性盆腔炎概述

女性内生殖器及其周围的结缔组织、盆腔腹膜发生炎症时，称为盆腔炎。包括子宫内膜炎、子宫肌炎、输卵管炎、卵巢炎、盆腔结蒂组织炎及盆腔腹膜炎。可分急性及慢性两种，是妇科常见的疾病。

由于内生殖器官都互相连接，当细菌侵入后，急性盆腔炎很少局限于一个部位，往往由几个部位同时发炎。

引起急性盆腔炎的主要原因有：

- 多数有产后、流产后或盆腔手术后感染史。
- 分娩、流产或剖宫产后机体抵抗力下降或宫颈手术消毒不严。
- 经期不注意卫生，或经期性生活等，导致各种病原体感染，或因盆腔内邻近器官发生炎症波及输卵管或卵巢所致。

◆ 放置宫内节育器、扩张术、刮宫术、冲洗后而导致的盆腔炎。

◆ 邻近器官的炎症直接蔓延，如阑尾炎、腹膜炎。

◆ 多因肝肾虚弱、正气不足，病邪乘虚而入，湿热瘀毒，潴留下焦而病。

急性盆腔炎属中医“热症”、“痃瘕”、“带下”等范畴。

二、急性盆腔炎体表映象

（一） 急性盆腔炎体象

◆ 高热(体温为39.1～40℃)、寒战、头痛、下腹剧痛，伴有尿频、排尿困难、腰酸，为急性盆腔炎体象。

◆ 下腹部有压痛及反跳痛，为急性盆腔炎体象。

常识： 下腹部及腰骶疼痛，多因一侧或双侧子宫旁结缔组织呈片状增厚而有压痛，子宫骶骨韧带亦增厚，变粗有压痛，子宫粘连固定呈后倾后屈位，即慢性骨盆结缔组织炎。附件、宫旁结缔组织及盆腔腹膜均受累。

◆ 阴道及宫颈充血；宫颈、宫体及双附件有触痛；两侧附件增厚及压痛，有时可扪及块状物；为急性盆腔炎体象。

(二) 急性盆腔炎手部表象

1. 盆腔在掌部的对应位置

盆腔区在子宫区的两侧。(见图9-02-01)

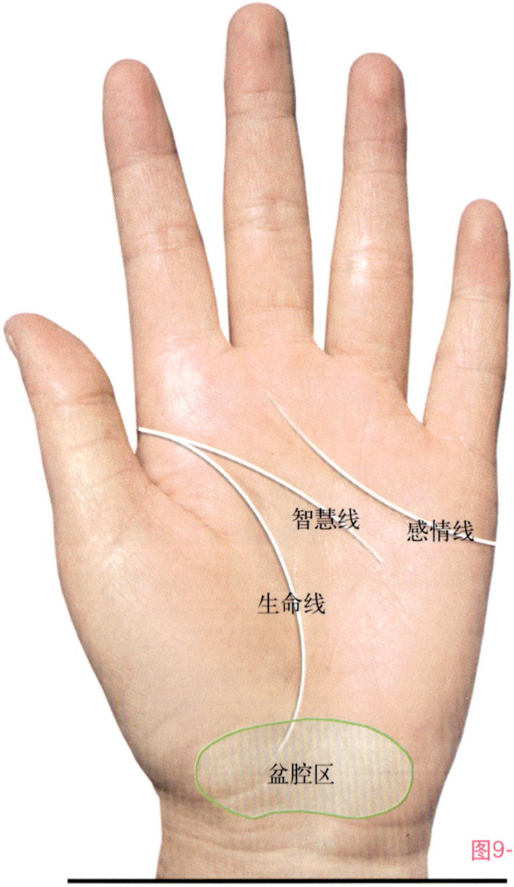

图9-02-01

◆ 盆腔在手掌上的对应位置 ◆

2. 盆腔炎纹线色泽特征

◆ 生命线尾部有“米”字或“十”字样纹，为盆腔炎手象。(见图9-02-02)

◆ 手腕青筋深入到大鱼际，为盆腔炎手象。(见图9-02-03)

◆ 掌色偏红，急性期坎位与兑位掌色偏红，为盆腔炎手象。(见图9-02-04)

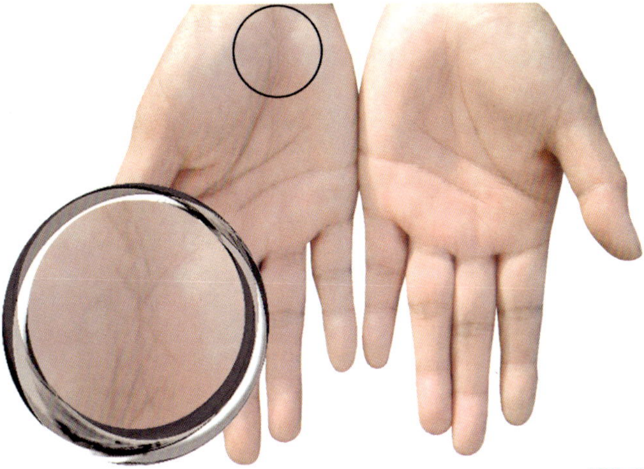

图9-02-02

◆ 生命线尾部有“米”字或“十”字样纹，为盆腔炎手象图示 ◆

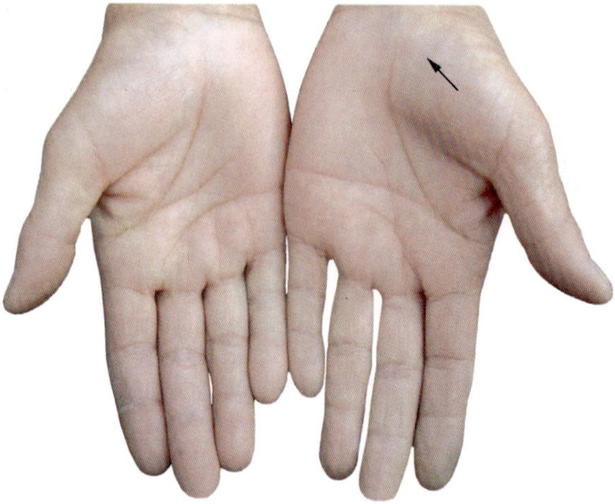

图9-02-03

◆ 手腕青筋深入到大鱼际，为盆腔炎手象图示 ◆

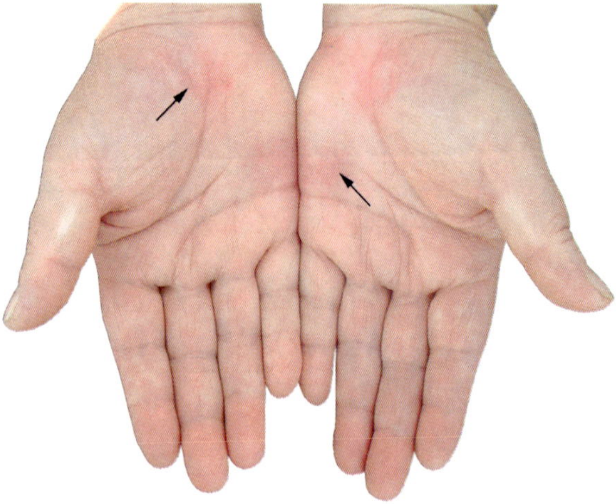

图9-02-04

◆ 掌色偏红，急性期坎位与兑位掌色偏红，为盆腔炎手象图示 ◆

（三） 急性盆腔炎耳部表象

◆ 耳部盆腔穴呈点、片状隆起红晕，为急性盆腔炎耳象。（见图9-02-05）

◆ 耳部盆腔穴呈丘疹或暗红色皱折，有光泽，内分泌穴呈白色点状，为急性盆腔炎手象。（见图9-02-06）

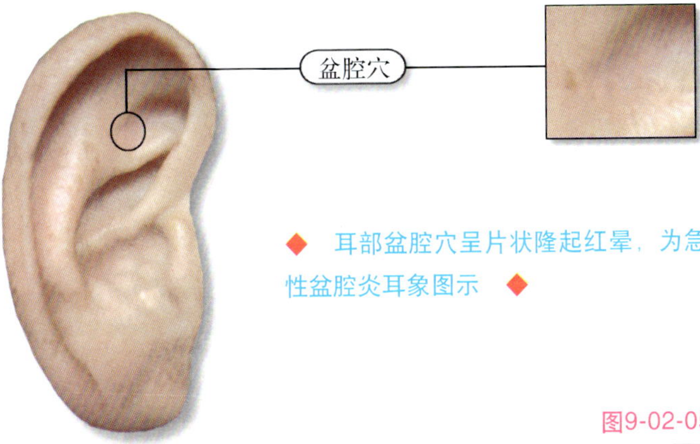

◆ 耳部盆腔穴呈片状隆起红晕，为急性盆腔炎耳象图示 ◆

图9-02-05

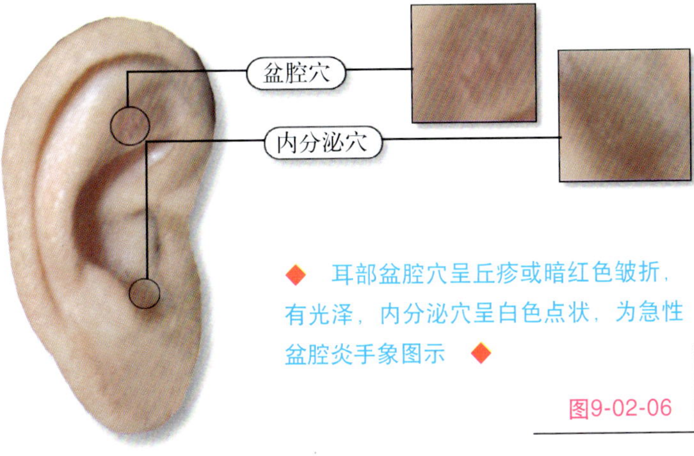

◆ 耳部盆腔穴呈丘疹或暗红色皱折，有光泽，内分泌穴呈白色点状，为急性盆腔炎手象图示 ◆

图9-02-06

（四） 盆腔炎白带表象

◆ 阴道内分泌物多，白带增多呈脓性有臭味，为盆腔炎白带象。

第三节
慢性盆腔炎

一、慢性盆腔炎概述

慢性盆腔炎多由急性盆腔炎治疗不及时、不彻底，炎症迁延所致。常表现为腰骶或下腹部疼痛，劳累后加重，并伴有白带增多、月经周期紊乱、血量增多等症。

二、慢性盆腔炎体表映象

（一） 慢性盆腔炎体象

◆ 低热、易感疲乏、全身不适、失眠，为慢性盆腔炎体象。

◆ 子宫一侧或两侧有压痛，子宫骶骨韧带增粗、变硬伴压痛，为盆腔结缔组织炎体象。

（二） 慢性盆腔炎手部表象

◆ 坎位出现黄褐色片状，为慢性盆腔炎手象。(见图9-03-01)

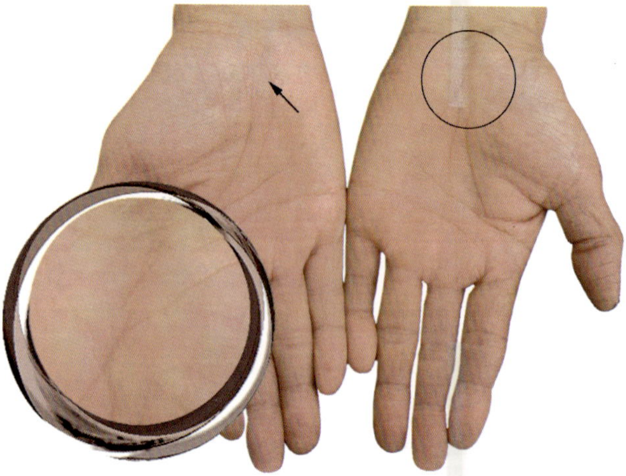

图9-03-01

◆ 坎位出现黄褐色片状，为慢性盆腔炎手象图示 ◆

（三） 慢性盆腔炎指甲表象

◆ 食指甲前沿甲肉分离，边缘黑变；无名指、小指甲色黑，其余指甲灰白色；为慢性盆腔炎甲象。(见图9-03-02)

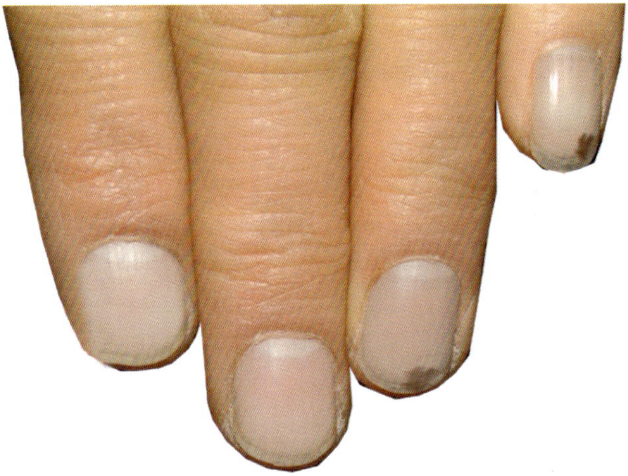

图9-03-02

食指甲前沿甲肉分离，边缘黑变；无名指、小指甲色黑，
其余指甲灰白色；为慢性盆腔炎甲象图示

（四） 慢性盆腔炎耳部表象

慢性盆腔炎耳诊常用穴位：盆腔穴、内分泌穴、腹穴、腰骶椎穴、内生殖器穴。（见图9-03-03）

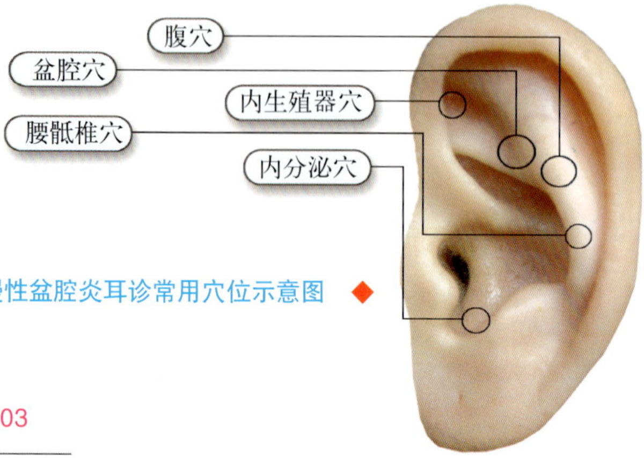

◆ 慢性盆腔炎耳诊常用穴位示意图 ◆

图9-03-03

◆ 耳部盆腔穴呈点、片状红晕，有光泽；或呈暗红色皱折，并见脂溢性脱屑；内分泌穴呈点状白色；为慢性盆腔炎耳象。(见图9-03-04)

◆ 双耳盆腔穴有片状红晕，触之质硬，电测呈强阳性反应，为盆腔炎耳象。症见少腹坠胀疼痛三个月以上，腰骶部酸胀。(见图9-03-05)

◆ 双耳盆腔穴可触及点、片状隆起，有重度压痛；腹穴、内分泌穴、腰骶椎穴有中度压痛；为慢性盆腔炎耳象。

◆ 电测耳部盆腔穴呈强阳性反应；内生殖器穴、腹穴、内分泌穴均呈阳性反应；为慢性盆腔炎耳象。

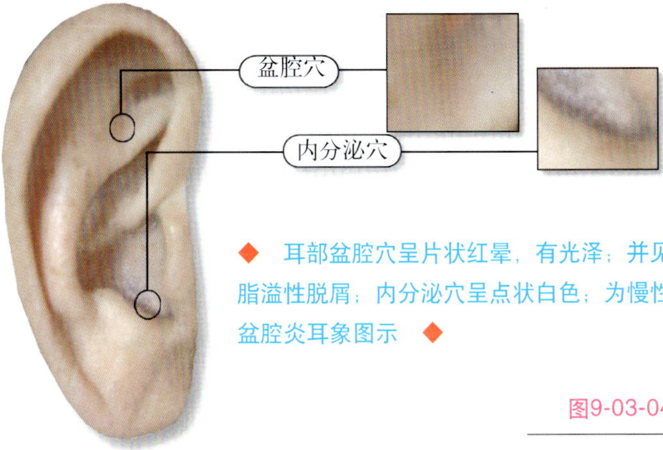

◆ 耳部盆腔穴呈片状红晕，有光泽；并见脂溢性脱屑；内分泌穴呈点状白色；为慢性盆腔炎耳象图示 ◆

图9-03-04

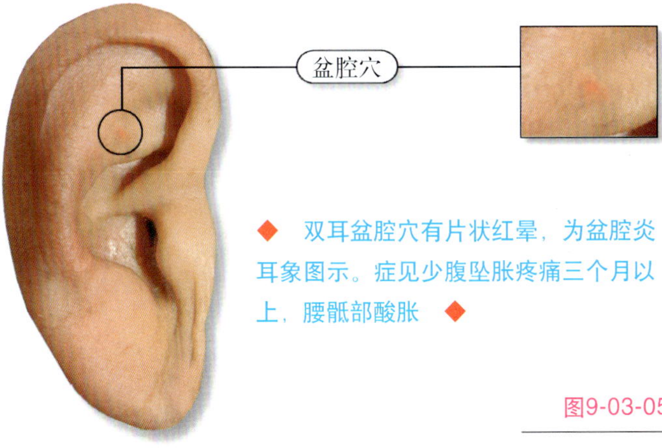

◆ 双耳盆腔穴有片状红晕，为盆腔炎耳象图示。症见少腹坠胀疼痛三个月以上，腰骶部酸胀 ◆

图9-03-05

（五） 慢性盆腔炎月经表象

◆ 不规则阴道出血或痛经，经期延长，出血块、白带增多，为慢性盆腔炎月经表象。

第四节 附件炎

一、附件炎概述

附件炎指输卵管与卵巢同时发生的炎症，分急性与慢性两类。临床症状与盆腔炎基本相似，只是炎症局限于输卵管和卵巢。

二、附件炎体表映象

（一） 附件炎体象

- 腹胀痛或刺痛为气滞血瘀型附件炎体象。
- 下腹隐痛、腰痛，常在劳累、性交后，月经期前后加重，为附件炎体象。

◆ 月经不调、经血过多，痛经或经期延长，白带增多，继发不孕，全身可有精神不振、失眠、头痛、胃纳不佳等症状，为附件炎体象。

（二） 附件炎手部表象

导读：附件区与卵巢、输卵管区在掌部的定位较小，而且当发生某种病变时，其掌部相应的区域改变便会将其他区域覆盖。因此，临床上将此三个区域都定位在一个区域内，而根据不同的纹理色泽变化来区别不同的病变。请读者在实践中一定要仔细辨认，细心区别。

附件炎纹线色泽特征

◆ 附件区出现白色或黄白色斑点，为附件炎手象。（见图9-04-01）

◆ 附件区有“十”字或“井”字样纹，为附件炎手象。（见图9-04-02）

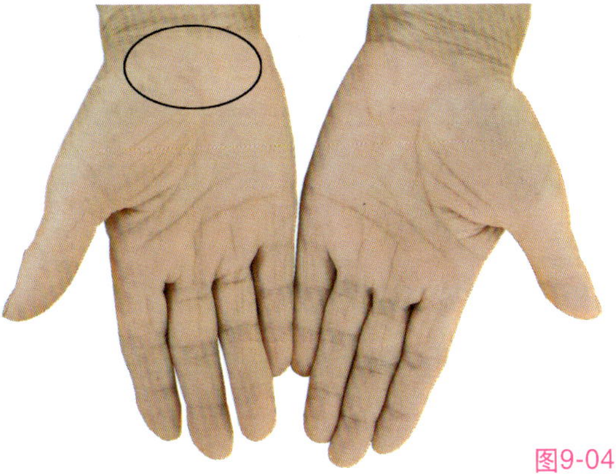

图9-04-01

◆ 附件区出现黄白色斑点，为附件炎手象图示 ◆

（五） 附件炎舌部表象

- 舌紫暗、苔薄，为气滞血瘀型附件炎舌象。(见图9-04-08)
- 舌红少苔，为郁热型附件炎舌象。(见图9-04-09)
- 舌质淡，苔薄白，为气血亏虚型附件炎舌象。(见图9-04-10)

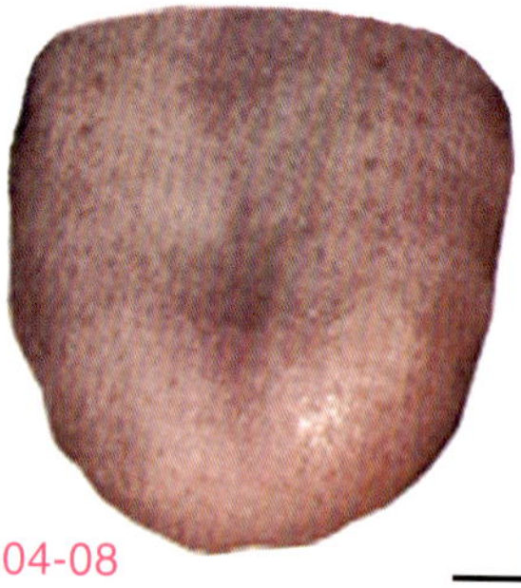

图9-04-08

◆ 舌紫暗、苔薄，为气滞血瘀型附件炎舌象图示 ◆

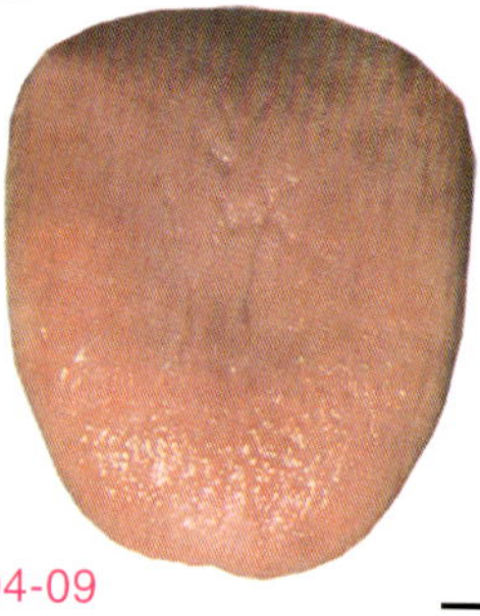

图9-04-09

◆ 舌红少苔，为郁热型附件炎舌象图示 ◆

◆ 舌质淡，苔薄白，为气血亏虚型附件炎舌象图示 ◆

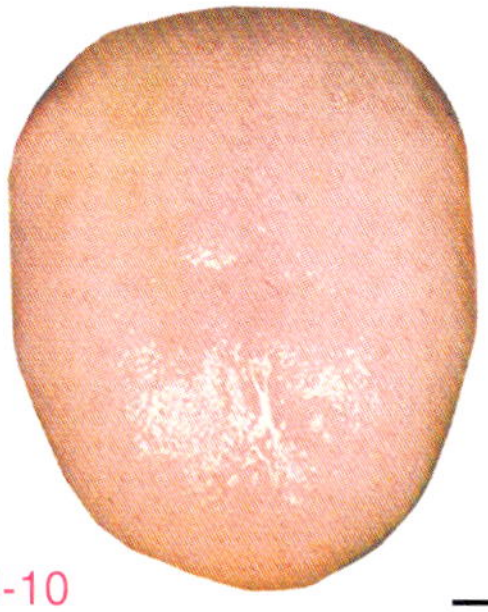

图9-04-10

（六） 附件炎月经表象

◆ 经量少，有血块，为气滞血瘀型附件炎月经象。

◆ 经量多，色红，为郁热型附件炎月经象。

◆ 经量少，色淡，为气血亏虚型附件炎月经象。

（七） 附件炎脉象

◆ 脉弦或涩，为气滞血瘀型附件炎脉象。

◆ 脉数，为郁热型附件炎脉象。

◆ 脉细弱，为气血亏虚型附件炎脉象。

第五节 慢性输卵管炎

一、慢性输卵管炎概述

输卵管炎是指因细菌感染而致的输卵管炎症，分急性和慢性两类。

急性输卵管炎表现为高烧、腹痛、白带增多，如治疗不及时、不彻底，可转为慢性。

慢性输卵管炎表现为下腹痛、腰痛、痛经及不孕。如输卵管粘连积脓、积水可形成包块。急性期应抗炎，慢性期行药物治疗及理疗。有包块者可手术。

中医认为慢性输卵管炎多由寒凝气滞、湿热郁结引起，属脾肾不足的虚证或虚实夹杂证。

二、慢性输卵管炎体表映象

（一）输卵管炎体象

◆ 子宫区触到增粗的输卵管，呈条索状，压痛，是输卵管阻塞，为输卵管炎体象。

（二）输卵管炎指甲表象

◆ 右手无名指指甲桡侧近端呈红色，边缘内藏污垢，为慢性输卵管炎甲象。(见图9-05-01)

◆ 右手无名指指甲桡侧沿有黑条，甲周皮肤粗糙，甲肉分离，为输卵管炎症阻塞甲象。一侧食指变化代表同侧输卵管阻塞。(见图9-05-02)

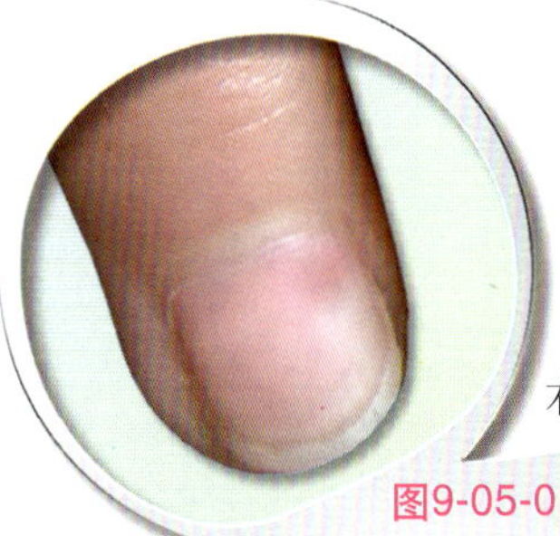

右无名指

图9-05-01

◆ 右手无名指指甲桡侧近端变红，边缘内藏污垢，为慢性输卵管炎甲象图示 ◆

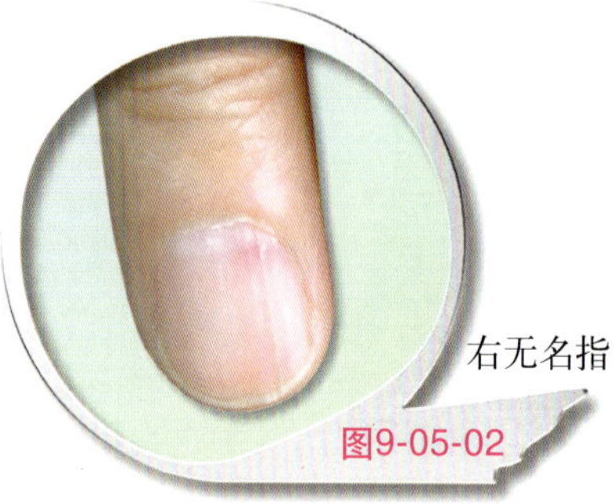

图9-05-02

◆ 右手无名指指甲桡侧沿有黑条，甲肉分离，甲周皮肤粗糙，为输卵管炎症阻塞甲象图示。一侧食指变化代表同侧输卵管阻塞 ◆